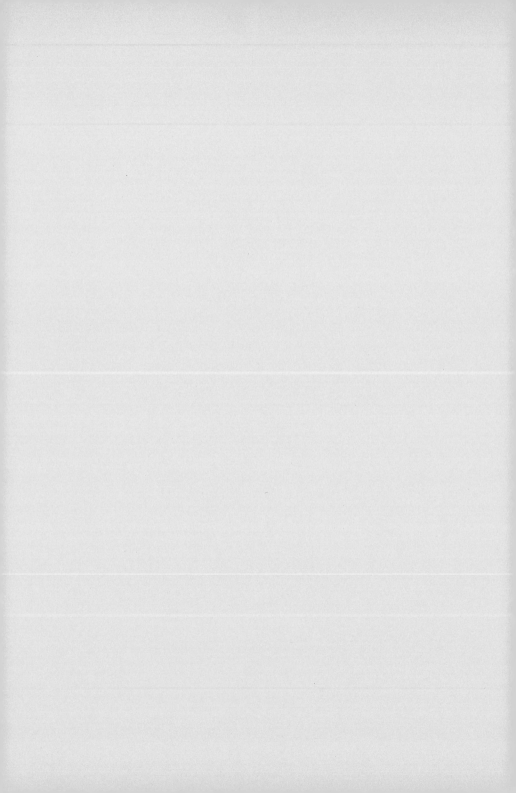

現代医療に漢方を生かす小史

元気で楽しく生きるため

【漫画付き】

公益財団法人　日本生命済生会
日本生命病院　元院長
現　医療法人佳真会なかむらクリニック　院長

山本昌弘

漫画制作/とんぼスタジオ

22世紀アート

目　次

はじめに

　己の人生歴から話し出してまことに恐縮ですが、1960年代から、漢方生薬および漢方処方（方剤）の基礎医学的研究（生化学・内分泌・代謝・抗炎症作用など）を行い、あまりにもクリアカットな結果の出ることに驚き、何千年来伝承された漢方薬の持つ、現代医学的な側面に畏敬の念を持ったことを思い出します。以後、臨床の場でも謙虚な気持ちで伝統的な漢方医療を行い、現代医学的な検証も進め、すでに半世紀が流れました。多くの諸氏のご努力もあって、漢方医学など伝統医学に対する認識も次第に変わり、世界的にも評価され出し、最近になって、漢方医学は、明治以来百数十年ぶりにわが国でも医学教育に採用されました。

　現代社会、特にバブル経済崩壊以後のわが国においては、社会の変化により、私ども個々の社会構成員にとって、性別年齢経済状態などを問わず、いろんな意味でストレスの多い時代になっております。

　私は永く、西洋医療とともに、平行して漢方医療を行って参りました。その日常診療において、多くの患者様が、日々の生活を真剣にされながら、ささやかな憩いや時には救いを、漢方や漢方を併用する医療に期待される姿を拝見し、感動を覚えて来ました。

　漢方医学に、もし西洋医学にない有益なものが含まれるのなら、

まさに一頃言われた全人的医療の一端を担うものとして世のためになり得るのではないか。

　浅学の身にもかかわらず、日常的に現場で出会う疾患治療において、漢方医学が有用と考えられた種々の例につき、系統的にご紹介し、また個々の方剤（漢方処方）についても伝統を重んじつつ、実践的、現代的に解説したいと存じます。もとより同じ個体はなく、疾患名は同じでも、それこそ、現れた姿、「証」は人により、時により異なります。記載はあくまでも1例の1点に過ぎません。

　10数年前、僭越にも漢方医学・中医学・西洋医学を一体にした内科学書を企画し、執筆を始めたのですが、当時歴代パソコンの不調に悩まされ原稿も多く失いました。最近若い患者様が元気で働くために、漢方などを模索しながら、頑張られている姿を見て、何かお役に立ちたいと考え、本書の執筆を決意した次第です。西洋医学を極めるほど漢方がよく理解できる、というのが私の信念です。

　個々の経験や実証の一端をお話出来ること、心よりうれしく存じます。

　できましたら副読本的にお使いいただければ幸甚です。

山本　昌弘、大阪市中央区南本町にて

西洋医学、漢方薬研究、そして
伝統東洋医学との出会いと今の自分

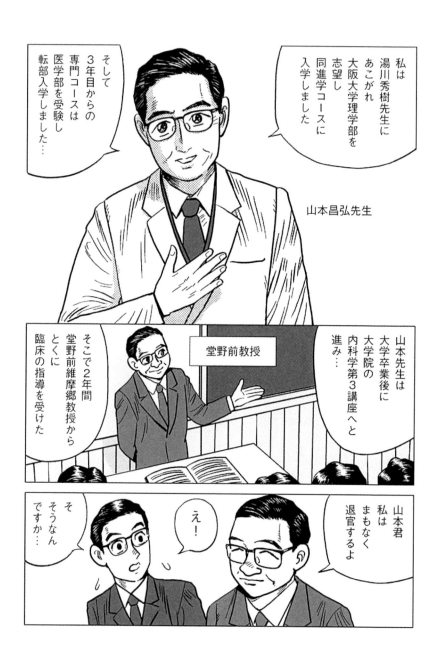

山本昌弘先生

堂野前教授

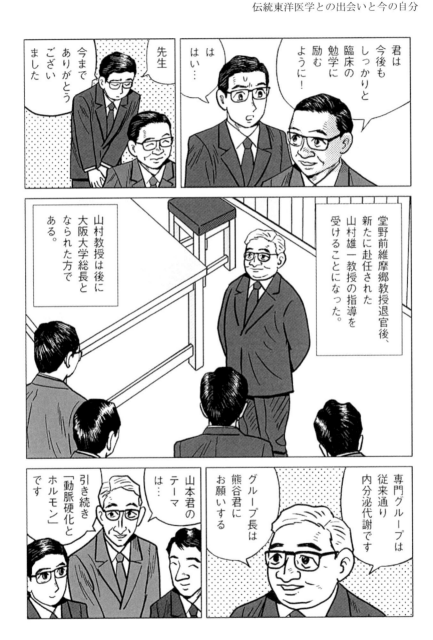

13

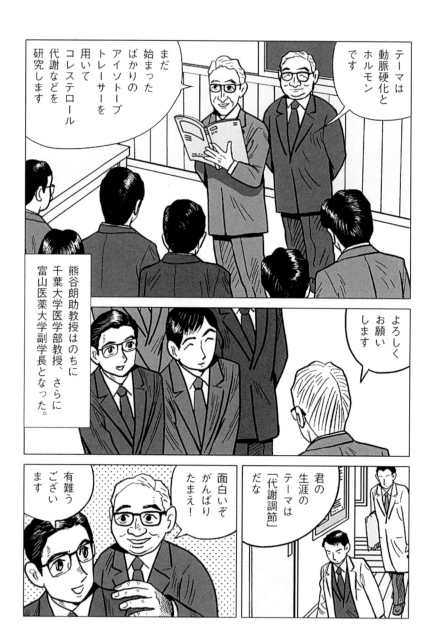

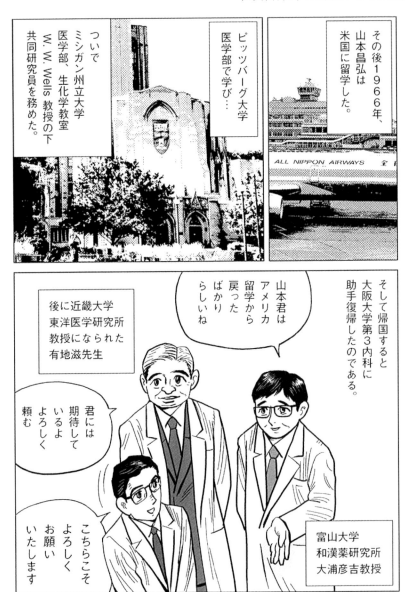

ついで
ミシガン州立大学
医学部、生化学教室
W．W．Wells 教授の下
共同研究員を務めた。

ピッツバーグ大学
医学部で学び…

その後1966年、
山本昌弘は
米国に留学した。

そして帰国すると
大阪大学第3内科に
助手復帰したのである。

山本君は
アメリカ
留学から
戻った
ばかり
らしいね

後に近畿大学
東洋医学研究所
教授になられた
有地滋先生

君には
期待して
いるよ
よろしく
頼む

富山大学
和漢薬研究所
大浦彦吉教授

こちらこそ
よろしく
お願い
いたします

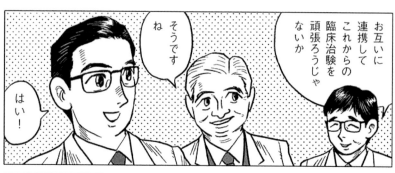

お互いに連携してこれからの臨床治験を頑張ろうじゃないか

そうですね

はい！

すぐに従来行ってきた骨髄造血系実験への漢方生薬（当初人参成分）の応用を開始した。

そして、DNA・RNA合成促進をはじめ、この内分泌代謝・生化学的作用の西洋薬にも勝る結果に開眼したのである。

なんと！

漢方が西洋薬を凌駕しているではないか…

人参成分の骨髄細胞・睾丸でのDNA合成促進作用を発見した。これは後に千葉大時代に東大薬学部柴田承二教授らがすでに分離精製構造決定された、薬用ニンジン成分ジンセノサイドの作用であることを初めて見出した。

1975年、柴田先生団長でスイスでのWHOシンポジウム並びにドイツミュンヘン大学シンポジウムでも発表。薬用ニンジンの研究は30報以上の和漢薬シンポジウムににぎわいを添えさせていただいた。

おお!!

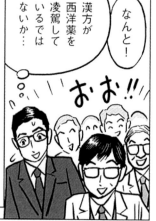

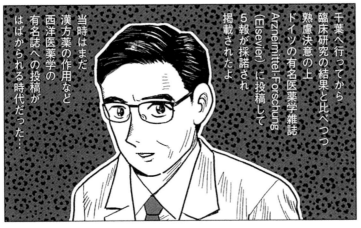

《山本先生回想》

千葉へ行ってから
臨床研究の結果と比べつつ
熟慮決意の上
ドイツの有名医薬学雑誌
Arzneimittel-Forschung
(Elsevier) に投稿して
5報が採諾され
掲載されたよ

当時はまだ
漢方薬の作用など
西洋医薬学の
有名誌への投稿が
はばかられる時代だった…

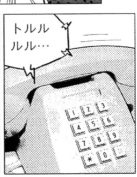

トルル
ルル…

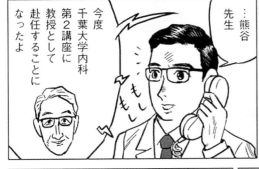

今度
千葉大学内科
第2講座に
教授として
赴任することに
なったよ

…熊谷
先生

もし
もし

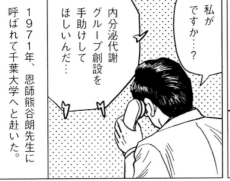

内分泌代謝
グループ創設を
手助けして
ほしいんだ…

私が
ですか…？

1971年、恩師熊谷朗先生に
呼ばれて千葉大学へと赴いた。

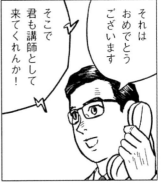

それは
おめでとう
ございます

そこで
君も講師として
来てくれんか！

17

千葉でも漢方生薬成分の基礎医学的研究を継続した。

…先に発見された薬用人参の作用が柴田教授のジンセノサイドの作用であることが証明できるぞ

これは初めての証明だ

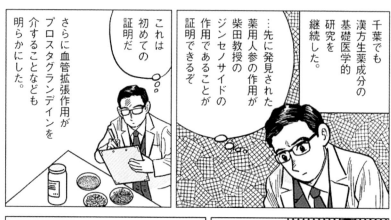

さらに血管拡張作用がプロスタグランデインを介することなども明らかにした。

また、柴胡成分サイコサポニンについても同じく生化学的作用（脂質代謝改善など）と抗炎症作用も明らかにしたのである。

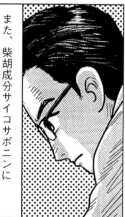

藤平健先生らの漢方に触れ、漢方の斬新性と奥深さに目を開かれた。

藤平先生

漢方とは…

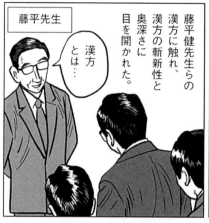

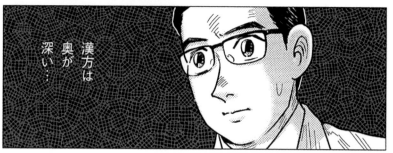

漢方は奥が深い…

18

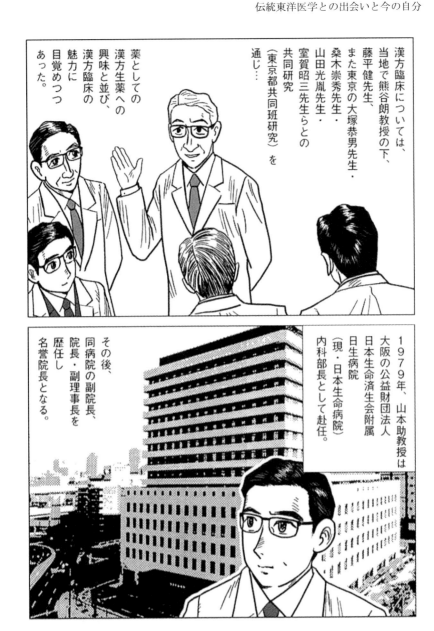

漢方臨床については、
当地で熊谷朗教授の下、
藤平健先生、
また東京の大塚恭男先生・
桑木崇秀先生・
山田光胤先生・
室賀昭三先生らとの
共同研究
（東京都共同班研究）を
通じ…

薬としての
漢方生薬への
興味と並び、
漢方臨床の
魅力に
目覚めつつ
あった。

その後、
同病院の副院長、
院長・副理事長を
歴任し
名誉院長となる。

１９７９年、山本助教授は
大阪の公益財団法人
日本生命済生会附属
日生病院
（現・日本生命病院）
内科部長として赴任。

19

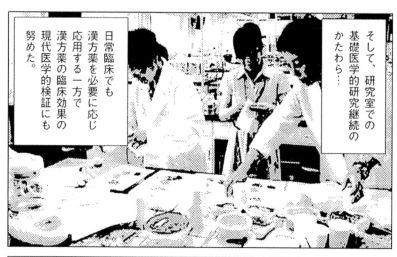

そして、研究室での基礎医学的研究継続のかたわら…

日常臨床でも漢方薬を必要に応じ応用する一方で漢方薬の臨床効果の現代医学的検証にも努めた。

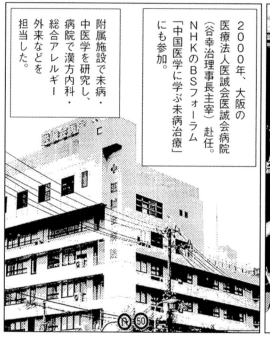

附属施設で未病・中医学を研究し、病院で漢方内科・総合アレルギー外来などを担当した。

2000年、大阪の医療法人医誠会医誠会病院〈谷幸治理事長主宰〉赴任。NHKのBSフォーラム「中国医学に学ぶ未病治療」にも参加。

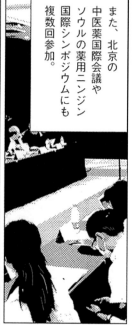

また、北京の中医薬国際会議やソウルの薬用ニンジン国際シンポジウムにも複数回参加。

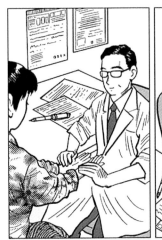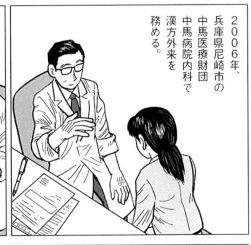

2006年、
兵庫県尼崎市の
中馬医療財団
中馬病院内科で
漢方外来を
務める。

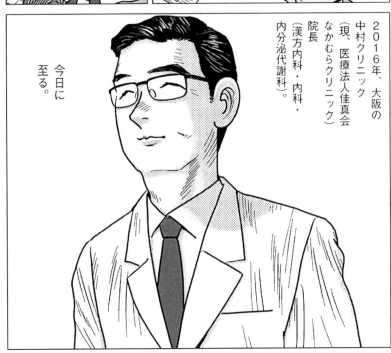

2016年、大阪の
中村クリニック
(現、医療法人佳真会
なかむらクリニック)
院長
(漢方内科・内科・
内分泌代謝科)。

今日に
至る。

21

ここで、自分はどういう過程を経て、皆様方に、漢方医学の現代社会での有用性についてお話しようとしているのか。自己紹介をさせていただくべきであろう。

　湯川秀樹先生にあこがれ阪大理学部志望、同進学コース入学、3年目からの専門コースは医学部受験、転部入学。卒後、大学院は内科学第三講座。2年間は堂野前維摩郷教授（東大出身・同郷）にとくに臨床のご指導を受け、先生ご退官後赴任された山村雄一教授（後、阪大総長）（国立療養所刀根山病院内科→九大生化学教授→母校内科教授）のご指導を、以後終生受けた。専門グループは内分泌代謝。グループ長は熊谷朗助教授（後、千葉大教授→富山医薬大副学長）。テーマは、動脈硬化とホルモン。始まったばかりのアイソトープトレーサーを用いてコレステロール代謝などを研究。医学博士に。（ちなみに熊谷研では、下垂体副腎系・ステロイドホルモンに関する研究と並んで、甘草成分グリチルリチンの研究が行われていた）。山村教授（当時）には、君の生涯のテーマは「代謝調節」だといわれた。米国留学より帰国、大阪大学第三内科へ復帰したころ、富山大学和漢薬研究所大浦彦吉教授（京大薬学→九大→富山大）や、のち近畿大東洋医学研究所教授になられた有地滋先生らとの提携が始まっており、臨床治験がはじまろうとしていた。

　私はいきなり従来行ってきた骨髄造血系実験への漢方生薬（当初人参成分）の応用を開始、DNA・RNA合成促進をはじめ、この内分泌代謝・生化学的作用の、西洋薬にも勝る結果のすごさに開眼、1969

年頃であった。まず人参成分の骨髄細胞・睾丸での DNA 合成促進作用を発見、これは後に千葉大時代、東大薬学部柴田承二教授らが分離精製構造決定された薬用ニンジン成分ジンセノサイドの作用であることを初めて見出した。柴田先生団長でスイスでの WHO シンポジウム並びにドイツミュンヘン大学シンポジウムでも発表（1975）。薬用ニンジンの研究は、柴胡成分サイコサポニン（シオノギ研究所長武田健一所長が分離同定構造決定された）の抗炎症作用や代謝作用などについての研究結果とともに和漢薬シンポジウムににぎわいを添えさせていただいた（30 報以上）。なお和漢薬シンポジウムは基礎医学・臨床医学・薬学・伝統医学の共通の場として山村雄一教授（当時）らによって設立され、その後、和漢医薬学会へと発展したものである。私は千葉へ行ってから臨床研究の結果と比べつつ、熟慮、決意の上ドイツの有名医薬学雑誌 Arzneimittel-Forschung（Elsevier）に投稿、5 報採諾され、掲載された。当時はまだ漢方薬の作用など西洋医薬学の有名誌に投稿してよいか、はばかられる時代であった。幸い、当時の反響も大きかった。

　1971 年恩師熊谷朗先生が学園紛争終了後の千葉大学内科第二講座教授に赴任され、私も講師、のち助教授として呼ばれ、内分泌代謝グループ創設を手助けした。このグループはのち、内分泌代謝・動脈硬化・糖尿病・和漢薬の各研究グループへと発展、熊谷朗教授から吉田尚・齋藤康・横手幸太郎各教授と引き継がれ、それぞれ逸材を輩出した。私自身は当地でも漢方生薬成分の基礎医学的研究を

継続。先に申したように、すでに発見していた薬用人参の作用が<u>ジンセノサイド</u>の作用であることをはじめて証明し、さらに血管拡張作用がプロスタグランデインを介することなども明らかにした。一方、柴胡成分<u>サイコサポニン</u>についても同じく生化学的作用（脂質代謝改善など）とさらに抗炎症作用を明らかにした。一方、藤平健先生らの漢方に触れ、漢方のもつ斬新性と奥深さに目を開かれた。漢方臨床については、当地で熊谷朗教授の下、藤平健先生、また東京の大塚恭男先生・桑木崇秀先生・山田光胤先生・室賀昭三先生らとの共同研究（東京都共同班研究）を通じ、薬としての漢方生薬への興味と並び、漢方臨床の魅力に目覚めつつあった。

　1979 年某大学へは赴任せず、大阪の公益財団法人日本生命済生会附属日生病院（現・日本生命病院）内科部長赴任→副院長→副理事長・院長→名誉院長を経た。大学と同じアイソトープを含む研究室での基礎医学的研究継続のかたわら、日常臨床でも漢方薬を必要に応じ応用する一方、漢方薬の臨床効果の現代医学的検証にも努めた。中医薬国際会議（北京）1988、薬用ニンジン国際シンポジウム（ソウル）にも複数回参加した。

　2000 年、大阪の医療法人医誠会医誠会病院(谷幸治理事長)赴任。NHKBS フォーラム「中国医学に学ぶ未病治療」にも参加。附属施設で未病・中医学研究。病院で漢方内科などを担当。日生病院時代から始まっていた、国立循環器病研究センター（吹田市）を介した北京の中日友好病院（1000→2000 床）（西洋医学部門と中医学部門あ

り）との一層の交流を深め、中医学部門心腎内科史載祥教授御夫妻による中医学臨床の実地指導も受けた。のちハルピン医科大学、長春中医大学などとの交流もできた。

　2006 年江戸時代に源をもつ中馬医療財団中馬病院内科（兵庫県尼崎市）で漢方外来を務めた。

　2016 年、大阪の中村クリニック（現、なかむらクリニック）院長（漢方内科・内科）、今日に至る。伝統的日本漢方を出来るだけ正しく行う一方、必要に応じ中医学的解釈も援用し、また漢方薬の現代的エビデンスも参考にする立ち位置をとっている。

　なお、大阪大学大学院医学系研究科先進融合医学共同研究講座の萩原圭裕特任教授により、ネットの「大阪大学の漢方研究」の中で、山村雄一先生、熊谷朗先生、矢野三郎先生らとともに、小生も紹介していただいている。誠に光栄の極みである。

　最後に、研究者の同姓同名問題について触れたい。医学文献検索は専門の Pub.Med. などで行うのが普通であるが、それでも「山本昌弘」のように同姓同名の研究者が多い場合は、私なら例えば「Yamamoto,M & Kumagai,A」とか「Yamamoto,M & Yamamura,Y」とかのように連名研究者の名を入れないと、正しく検索されない。グーグルで「山本昌弘医師」として検索しても同姓同名の先生方のことが交互に出てくる。ひどい時は他の山本昌弘先生の文献リストの中に私の論文が混ったりする（私も気付き、患者様にも指摘された）。皆様方におかれてはお互い混同されないようくれぐれもよろしく

お願い申し上げたい。

山本昌弘履歴

山本　昌弘

1959　大阪大学医学部　卒業
　　　阪大病院で実地修練 1 年間の後
1960　大阪大学大学院医学研究科内科学第三講座（堂野前内科、のち
　　　山村内科）入学、内分泌代謝研究室所属
1965　学位はステロイドホルモンと脂質代謝・動脈硬化
1964　国立　刀根山病院　厚生医務官、呼吸器疾患などの診療に従事
1965　大阪大学医学部内科学第三講座助手
1966　米国ピッツバーグ大学医学部、ついでミシガン州立大学医学部、
　　　生化学教室 W．W．Wells 教授の下共同研究員
1968　大阪大学医学部内科学第三講座助手復帰、和漢薬の基礎・臨床
　　　研究も開始
1971　千葉大学医学部内科学第二講座講師
　　　熊谷　朗教授のもと、内分泌代謝・糖尿病・動脈硬化・和漢薬
　　　グループ創設に従事
1975　同　助教授　昇任
1979　日本生命済生会付属　日生病院　内分泌内科、翌年第三内科部
　　　長　内分泌代謝・糖尿病、免疫アレルギー、肝疾患、呼吸器疾患
　　　担当

1988　同　経営担当副院長を経て

1990　同　院長・常務理事のち副理事長

2000　同　名誉院長・参与

2002　同　名誉院長（終身）

2000　医療法人（東淀川）医誠会病院付属末病治療センターのち東西
　　　医学診療所　所長・理事を経て　医療法人（東淀川）医誠会病
　　　院東洋医学診療科所長、漢方外来・総合アレルギー外来、肝胆
　　　膵・糖尿病甲状腺疾患診療に従事

2000　韓国　仁済大学　諮問教授（医生命工学）

2003　中国　ハルピン医科大学　客員教授（生活習慣病）

2006　特定医療法人　中馬医療財団　中馬病院　内科　勤務、医誠会
　　　病院は非常勤勤務

2016　中村クリニック院長、漢方内科・内科担当

2018　所在地移転、なかむらクリニック院長、同上（2020、医療法人佳
真会なかむらクリニックと改称）

1995　和漢医薬学会から学会賞受賞（和漢薬の代謝作用と臨床応用）

和漢医薬学会名誉会員・元理事、日本内科学会認定内科医・元指導医、
日本内分泌学会内分泌代謝科専門医・元指導医・現功労評議員、日本
東洋医学会元専門医、未病医学認定医、日本医師会認定産業医。
ニューヨークアカデミーオヴサイエンス元会員、日中医学協会元評議
員

大阪府医師会医学会元評議員、大阪病院協会元代議員

論文・総説・シンポジウム記録など：約 600、うち英文論文約 100 以上
（うち欧米医学専門誌に 20 編以上、うち筆頭執筆 11 編）。著書・共著
含め 20。米国・中国などでの被引用論文多数。米国国立医学図書
館：Pub. Med. での被引用論文数は約 50。

欧米・中韓などでの国際シンポジウムでの演者・司会。国内新聞・雑
誌・TV 出演等。

　※本書巻末参考文献中の中医薬学高級双書である「中薬学」・「方剤学」
　　などにも引用されている。

伝統的東洋医学の歴史と我々の立ち位置

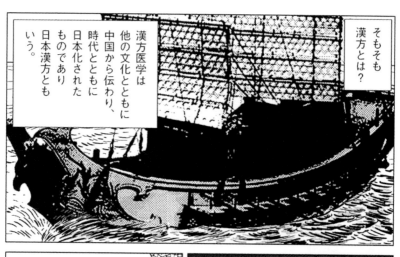

そもそも漢方とは？

漢方医学は他の文化とともに中国から伝わり、時代とともに日本化されたものであり日本漢方ともいう。

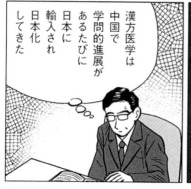

漢方医学は中国で学問的進展があるたびに日本に輸入され日本化してきた

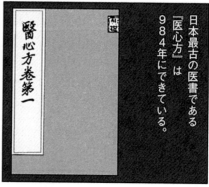

日本最古の医書である『医心方』は984年にできている。

醫心方巻第一

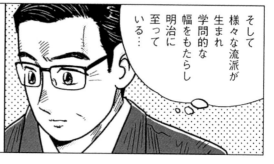

そして様々な流派が生まれ学問的な幅をもたらし明治に至っている…

西洋化の流れで一時医学教育の本流から閉め出されていたが、第2次大戦後、漢方復興の動きが盛んになり学会も設立された。

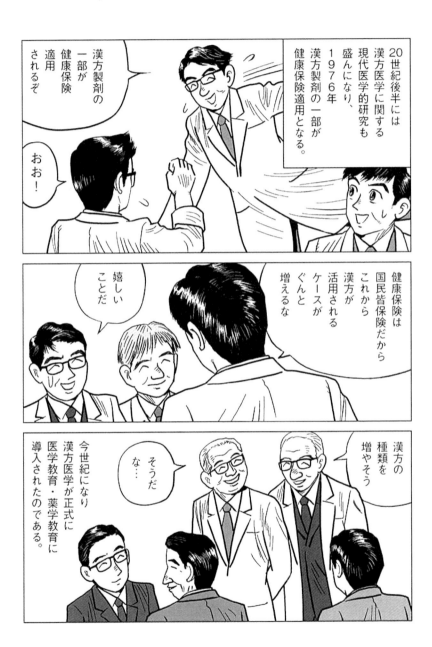

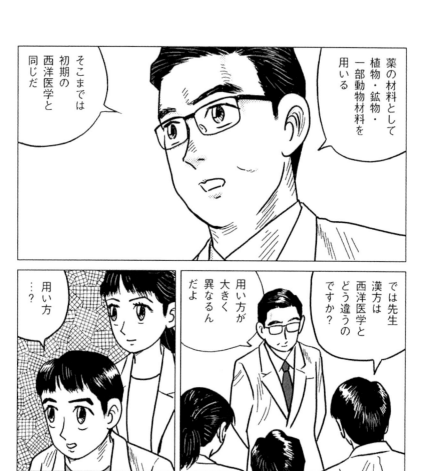

薬の材料として植物・鉱物・一部動物材料を用いる

そこまでは初期の西洋医学と同じだ

では先生漢方は西洋医学とどう違うのですか？

用い方が大きく異なるんだよ

用い方…？

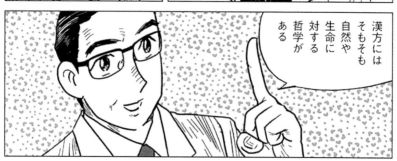

漢方にはそもそも自然や生命に対する哲学がある

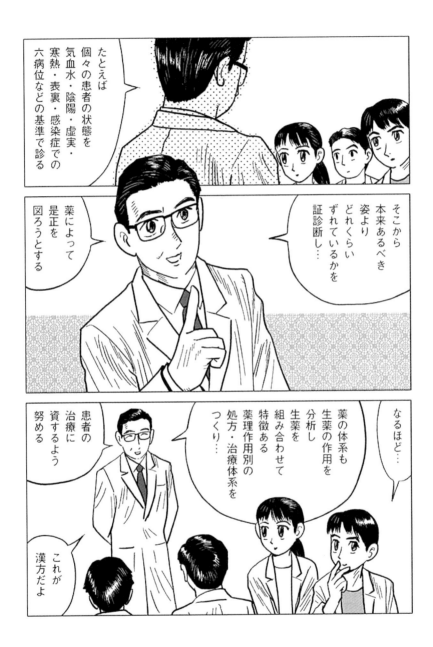

たとえば
個々の患者の状態を
気血水・陰陽・虚実・
寒熱・表裏・感染症での
六病位などの基準で診る

そこから
本来あるべき
姿より
どれくらい
ずれているかを
証診断し…

薬によって
是正を
図ろうとする

なるほど…

薬の体系も
生薬の作用を
分析し
生薬を
組み合わせて
特徴ある
薬理作用別の
処方・治療体系を
つくり…

患者の
治療に
資するよう
努める

これが
漢方だよ

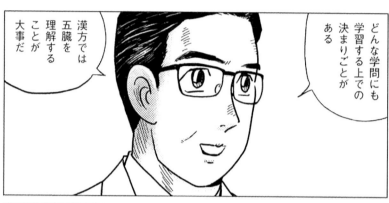

どんな学問にも学習する上での決まりごとがある

漢方では五臓を理解することが大事だ

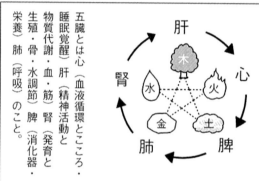

五臓とは心（血液循環とこころ・睡眠覚醒）肝（精神活動と物質代謝・血・筋）腎（発育と生殖・骨・水調節）脾（消化器・栄養）肺（呼吸）のこと。

肝
心
脾
肺
腎

木
火
土
金
水

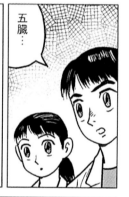

五臓…

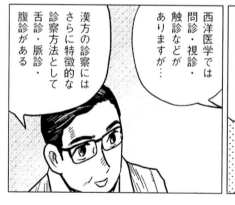

漢方の診察にはさらに特徴的な診察方法として舌診・脈診・腹診がある

西洋医学では問診・視診・触診などがありますが…

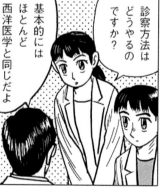

基本的にはほとんど西洋医学と同じだよ

診察方法はどうやるのですか？

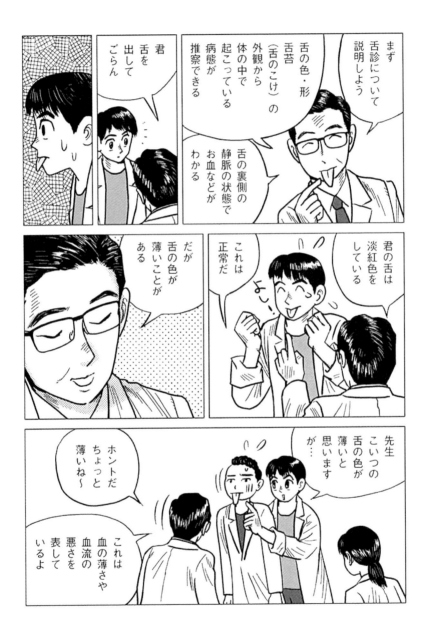

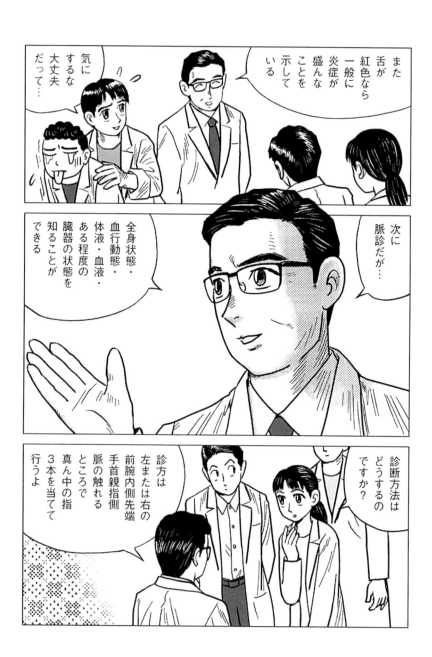

また舌が紅色なら一般に炎症が盛んなことを示している

気にするな大丈夫だって…

次に脈診だが…

全身状態・血行動態・体液・血液・ある程度の臓器の状態を知ることができる

診断方法はどうするのですか?

診方は左または右の前腕内側指側手首親指先端脈の触れるところで真ん中の指3本を当てて行うよ

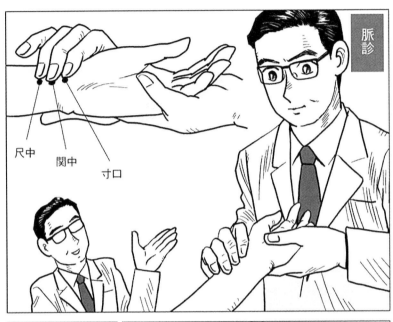

脈診

尺中　関中　寸口

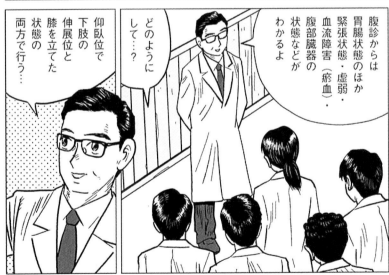

腹診からは
胃腸状態のほか
緊張状態・虚弱・
血流障害（瘀血）・
腹部臓器の
状態などが
わかるよ

どのように
して…？

仰臥位で
下肢の
伸展位と
膝を立てた
状態の
両方で行う…

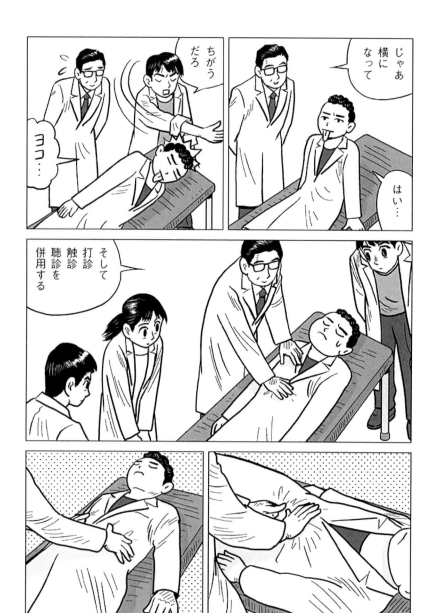

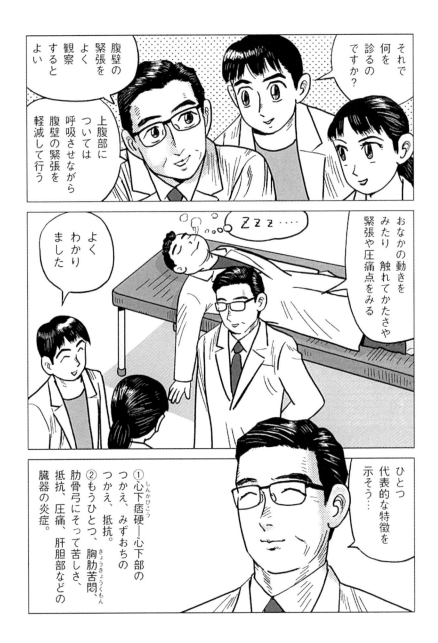

音声言語としての日本語が先にあり、漢字の輸入とともに、漢語・漢字の日本化が始まったとされている。漢方医学の導入も、遅れて輸入され日本化が始まり、日本最古の医書である医心方は984年にできている。中国で時代ごとに学問的進展があると、その時々にわが国に輸入され、以前輸入されたものの日本化と相まって、様々な流派を生み、学問的な幅をもたらし、明治に至るが、西洋化の流れの中で漢方は一時医学教育の本流から閉めだされ20世紀に至る。第2次大戦後漢方復興の動きが盛んになり、学会も設立された。20世紀後半、漢方医学に関する現代医学的研究も盛んになり、1976年漢方製剤の一部が健康保険適用となり、のち種類も増えた。今世紀になって漢方医学が正式に医学教育・薬学教育に導入された。

　今日の中国では、伝統的中国医学（TCM）は医学教育上、現代中医学として標準化され、中西医結合も盛んである。本書巻末の処方集を作るに当たり、現代中医学的分類をもとに、各方剤の作用・適応証の記載にも、語呂の良い漢語をあえて並列記載した。日本人にも却って馴染み理解し易いと考えたからである。

　中医学は、日本などとの交流も進んでいて、日本の漢方医学（いわゆる日本漢方）同様、現代医学的研究も盛んになっている。元来中国は生薬・処方がより多く、創薬にも意欲的である。日本漢方・中医学など伝統医学が、ともども一層世界的に認められ、評価されるよう願っている。

　なお中国では、医学教育の途中で西洋医学、中医学に専門特化さ

れ、医師免許は別個になる制度である。言うまでもなくわが国では医師は西洋医のみで、西洋医が漢方医学を別途学習する形であったが、前掲のように、漢方の基本は必須科目になった。

そも漢方とは

　漢方医学は、古代他の文化とともに中国から伝わり、時代とともに日本化されたものである。日本漢方ともいう。

　漢方は、薬の材料に植物、鉱物、一部動物材料を用いる、そこまでは初期の西洋医学と同じであるが、用い方が大きく異なる。西洋医学では、有効成分の分析を行い、有機化学的に創薬をしようと務める。

　漢方には、そもそも自然や生命に対する哲学があり、個々の患者の状態を、気血水、陰陽・虚実・寒熱・表裏、感染症での六病位などの基準で、本来あるべき姿よりどれ位ずれているかを証診断し、薬によって是正を図ろうとする。

　一方、薬の体系も、生薬の作用を分析し、生薬の組み合わせによって、特徴ある薬理作用別の処方や治療体系を作り、患者の治療に資するよう努める。

漢方の決まりごと

　どの学問にも、学習する上での決まり事がある。漢方はこういう決まりで行いますよと。当然のことではなかろうか。

　漢方でいう五臓は、心（血液循環とこころ・睡眠覚醒）、肝（<u>精神活動</u>と物質代謝、血、筋）、腎（発育と生殖、骨、水調節）、脾（消化器、栄養）、肺（呼吸）である（寺澤捷年による）。

１．診察方法

　漢方医学にも西洋医学と同じように問診・視診・触診などがある。検査のない時代だから、五感を研ぎ澄まして行うわけである。特徴的なものとして、舌診・脈診・腹診がある。

　<u>舌診</u>では、舌の色形（瘀斑→瘀血：おけつ；歯痕→浮腫）、厚さ（厚いと→浮腫）、舌苔の色（黄色→湿熱）、粗雑さ潤燥など、舌下静脈の状態（怒張→瘀血）を見る。こうして熱性炎症性疾患、細胞レベルでの体液量（潤・燥）血液量、血行状態、全身状態：体力・気力・抵抗力・精神・消化器・呼吸器・循環器などの状態、消耗性疾患などの情報を得ようとするわけである。

　舌の診察であるが、舌の色・形、舌苔（舌のこけ）の外観から、体の中で起こっている病態を推察する。舌の色は淡紅が正常である。

舌の色が薄いと、血の薄さや血流の悪さが判る。舌が紅色であると、一般に炎症が盛んなことを示す。舌先の紅は消化器などの炎症の盛んなことを示す。暗い紅色はおけつ（血の滞り）を示す。とくに舌下脈怒張という形になる。虚では滑（すべすべ）。

水湿・痰飲：たんいん（水の多い状態）で腫れて大きくなり、歯痕などを生じる。一方、気や血が虚すると色も薄くなる。裂紋（ひび割れ）は発熱・水分不足で起こる。気や水分の不足では舌苔は少ない。

舌苔は、無か薄い白は正常。寒症で湿る。黄色い舌苔は熱証。舌苔が白から黄色に変わると病原体が体の内部（内臓）に入ったことを示すとされる。灰色に黄色が混じり、ひどいと黒くなるのは湿熱という状態で、疾病の進行を示す。舌苔は厚い方がより悪く、細胞の水分不足で乾燥する。

脈診で全身状態・血行動態・体液・血液・ある程度の臓器の状態を知る。

脈診は、左または右の前腕内側先端、手首親指側、脈の触れるところで真中の指3本を当てて行う。伝統的本格的に行うのは容易ではないが、漢方医学書を参考に注意深く観察すると、正常の人、体力のある人、体力のない人、それに急性感染症の初期、中期、慢性期、更に生理中、妊娠中、貧血・高血圧・低血圧など、病気の状態・時期、体力の状態、時には疾患そのものについても推定できる。

　脈診で判ることには、心臓のポンプ力、血管の弾力・末梢抵抗、血液量・粘度などが関係する。1970年代、千葉大学内科在職中、熊谷朗教授のきもいりで漢方臨床の大家の先生方と循環器グループ専門医（後の循環器内科教授ら）との間で、漢方の脈診と西洋医学の脈波との関係が検討された。脈診は、瞬時に多くの所見を感じとり、診断を進める。それにはそれまでの多くの経験と学習の積み重ねが基礎になっており、測定機能を特化した個々の機械による検査とはまた違う、味わいと厚みのあるものである。

　正常は平（へい）と称する。軽く触れてもすぐ触れ、押さえると判らなくなる浮（ふ）（感染症初期など）、押さえて初めて触れる沈（ちん）（感染症が裏（り）すなわち内臓に進む時、体力が弱い時）、数（さく）（脈が速い）、遅（ち）（脈が遅い）、実（じつ）（体力があるか、急性感染症が激しい）、虚（きょ）（体力がない）、弦（げん）（楽器の弦のようにピークが長い、肝疾患に特徴的で、肝臓内の門脈系の血流がとどこおっている徴）、緊（きん）（脈に緊張があり感染症・寒邪が激しいことも）。弱い方は、程度により細・微・弱と進む、血管緊張・血液量・血圧などが関係する。そのほか、洪（こう）（血管内で血液が押し寄せ、引くのは早い、感染症・熱邪がきついことも、体力が弱いことも）、芤（こう）（中空、血や体液不足）、などをしばしば経験する。

参考文献：何金森、山田勝則、脈診、東洋学術出版社、千葉、2007
　　　　　松本克彦ら、舌診アトラス手帳、メディカルユーコン、京都、2003

腹診では胃腸状態の他、緊張状態・虚弱・血流障害（瘀血）・腹部臓器の状態などがわかる。腹診は、とくに日本漢方で重視され、江戸時代発達した。

　仰臥位で、下肢の伸展位と膝を立てた状態の両方で行う。打診・触診・聴診を併用する。腹壁の緊張をよく観察する。上腹部については呼吸させながら腹壁の緊張を軽減して行う。打診上の鼓音・濁音や、聴診上のグル音、蠕動亢進、触診上の筋性防御・圧痛点など、東西の診断学を駆使して行う。必要があれば、座位や立位で診察することもある。以下、漢方医学的な徴候のみを記載する。

１．腹部軟弱無力

　　虚証。冷えを伴い脈沈弱。

２．心下痞鞕
しんかひこう

　　心窩部のつかえ、抵抗。少陽病。心下は剣状突起の下、みずおち。半夏瀉心湯（中間証）・五苓散（中間証）・六君子湯（虚証）の適応。有名な徴候である。

３．心下痞

　　心窩部のつかえ、自覚症状のみ。

４．結胸

　　心窩部膨満、圧痛。

５．心下軟

　　心窩部軟弱。大抵虚、一部実（奥に力）。

6. 胸肋苦満
  _{きょうきょうくまん}

季肋部、つまり肋骨弓に沿って苦しさ、他覚的には抵抗、圧痛。肋骨弓に手を入れて押すと分かり易い。右が多い。肝胆膵、脾臓、横隔膜付近の異常の反映。少陽病で、柴胡剤の適応証であり、有名である。

7. 裏急（腹直筋攣急）

腹直筋過緊張状態、全体、あるいは上部または左右いずれかのことがある。腹圧低下により腹直筋緊張が高まった状態とされる。「つっぱる」。虚証なら小建中湯、胸脇苦満と合併するときは柴胡剤の適応、右優位では四逆散、左優位では抑肝散の適などとされる。

8. 心下支結

胸脇苦満と腹直筋緊張亢進とがある状態。

9. 小腹不仁
  _{しょうふくふじん}

下腹部が軟弱で、左右の腹直筋の間に指が入る。腎虚の腹証で有名である。

八味地黄丸・真武湯の証。

10. 小腹急結

臍と左腸骨結節との間、あるいは左腸骨窩の圧痛（少腹急結）。後者は卵巣・卵管の炎症が原因といわれる。瘀血の証。

11. 回盲部圧痛・抵抗

虫垂炎の所見であるが、漢方上は、瘀血の症候。

12. 臍傍圧痛

   瘀血の症候。腸間膜領域の血流障害が疑われる。

13. 小腹満

   下腹部膨満・抵抗。瘀血、水毒。

14. 胃内停水・振水音

   心窩部、指で軽く上下すると音。虚証。

15. 心下悸・臍上悸・臍下悸

   腹部大動脈あるいは左右腸骨動脈の拍動を触れる。腹壁が軟弱
   で薄いことによる。

16. 腹満

   腸内便・ガスの貯留による。

17. 蠕動不穏

   寒冷によって消化機能が低下、腸内ガスが増え、蠕動が亢進
   する。

　以上は、漢方医学的な所見の説明であり、これらを参考にして、
西洋医学的知識も駆使し、総合的に診断し、対応しなければならな
い。これが東西結合医学の立場であり、現代医学として当然であろ
う。

　参考文献：①松下　嘉一　著：漢方診察法。1994、たにぐち書店、
　　　　　　東京。

　いずれも、部分を見て、遠隔臓器や全身状態が知れることがあり得る。

　次項で述べる、漢方の症診断に役立つものである。

２．症診断

　生体に、健康状態を阻害する内外の病因が加わり、生体反応が働いて、ある病態ずれを呈する。この病態を証として診断し、この刻々変わりうる証に対して適切な治療を加えるのが漢方治療である。

　この症診断には、漢方で人の全体や部分をどう捉えるかの、西洋医学にない独特の考え方を語らねばなるまい。病態を示す尺度は、いずれかの方向への中央値からのずれと考える。

１）陰陽・虚実・寒熱・表裏

　陰陽：陰陽は八綱弁証の総証にあたり、陽証と陰証がある。

　虚実：精気（生命根源の力）の強弱。邪気との戦いの強弱をさすこともある。

　寒熱：状態の寒熱。発熱は当然「熱」であり、寒熱の交代を「往来寒熱」という。

　表裏：表は体表、裏は消化管など。半表半裏は呼吸器・肝臓など。

　急性発熱性疾患では、「六病位（三陰三陽）」がある。

陽病として、

太陽病：熱が表にある病期。少陽病：熱が半表半裏にある病期。

陽明病：熱が裏にある病期。更に重くなって、陰病（太陰病
　　　　少陰病　厥陰病）では裏に寒がある病期。

２）気血水

気の異常、気の滞り：気鬱・気滞・のどのつかえ

　　　　　気逆：のぼせ

　　　　　気虚：元気がない・つかれ・だるさ

血の異常、血の滞り：瘀血（舌・歯肉暗赤色・眼輪色素沈着・臍
傍圧痛抵抗・痔・生理異常など）（寺澤スコア）

　　　　　血虚：皮膚乾燥、あれ、眼精疲労、こむらがえりなど

　　　　　血熱：邪が血管内に侵入、出血、重篤

水の異常　水滞（全身浮腫・胃内停水・痰飲（たんいん）・胸水腹
　　　　水・風湿）
　　　　　　※

　　　　※リウマチなど

　　　　傷液：津液不足、虚熱に。

以上の証診断に従って、治療法が決まるのである。いわゆる隨証
治療である。

３．治療原則

　日本漢方では、<u>中医学の弁証論治</u>ほど厳密に対応させず、方剤の<u>薬証</u>に従って、実践的に先ずは処方してみるという便法もしばしば用いられる。虚実が明らかでなければ先ずは虚証用の方剤から用いる、安全のためである。

陰陽虚実
　　虚実：虚には原則補で補剤を用いる。実には原則瀉で瀉剤を用
　　　　　いる。
　　寒熱：寒には原則温で温薬を。熱には原則寒で寒剤を。

気血水
　　気：気逆・気鬱には順気剤を。
　　　　気虚には補気剤を。
　　血：瘀血（血瘀）には駆瘀血剤（活血化瘀剤）を。
　　　　　　　くおけつ　　　　　かっけつかお
　　　　血虚には補血剤を。
　　水：水滞には利水剤を。
　　　　傷液には滋陰剤を。

六病位
　　太陽病：病位は表で発汗剤を。

少陽病：病位は半表半裏で和解剤を。寒熱往来^{かんねつおうらい}、胸脇苦満^{きょうきょうくまん}など。

陽明病：病位は裏で、承気湯など瀉下剤を。ただし三陽合病では
　　　　白虎湯などの清熱剤。

陰証 3 病期：病位は裏、寒で、温裏剤を。（三潴忠道より改変）

<u>臓器弁証</u>：中医学で広く用いられ、参考にはなる。

漢方医学の西洋式病名別治療への応用

　漢方医学を少し経験した方なら、個々の症例において、漢方治療の特質を生かした、西洋医療にはない、応用の可能性、更に申せば有用性に気付かれるであろう。

　標榜可能な科として、漢方内科が認められたが、そこで行われる医療は、専ら西洋医学の教育を受け医師になり、かつ漢方医学を習得した医師、（通常は健康保険医）は、当然のことながら臓器別病名医学的な診断治療を行うであろう。漢方医学の応用も、その前提で行われることになる。それは現代中医学における中西医結合の形と同じであろう。ちなみに中国での中西医結合内科学は、西洋医学的疾患分類の下に、各疾患別に、病因・診断・治療について、更に言えば現代的研究も含め、西洋医学と中医学とが併記されている。

　漢方薬は元来、湯液として、煎じ薬で供されるが、現在の日本では、製薬会社が、エキス顆粒剤・細粒剤、一部方剤ではカプセル・錠剤として提供している。一般に健康保険対応であるが、各方剤毎に「健康保険適用疾患名」があるので健康保険請求上は注意を要する。

代謝異常症

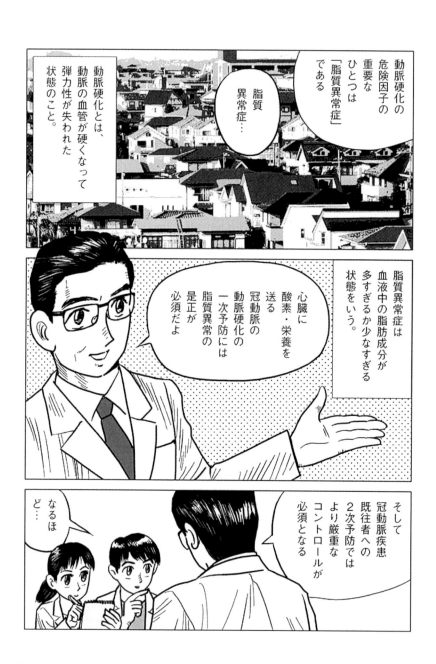

動脈硬化の危険因子の重要なひとつは「脂質異常症」である

脂質異常症…

動脈硬化とは、動脈の血管が硬くなって弾力性が失われた状態のこと。

脂質異常症は血液中の脂肪成分が多すぎるか少なすぎる状態をいう。

心臓に酸素・栄養を送る冠動脈の動脈硬化の一次予防には脂質異常の是正が必須だよ

そして冠動脈疾患既往者への2次予防ではより厳重なコントロールが必須となる

なるほど…

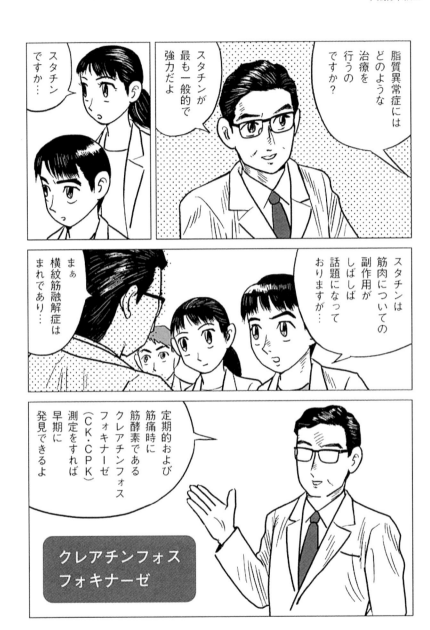

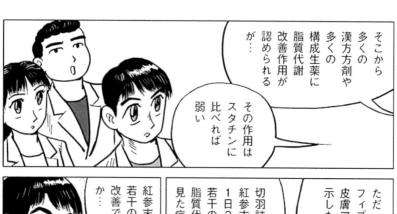

そこから多くの漢方方剤や多くの構成生薬に脂質代謝改善作用が認められるが…

その作用はスタチンに比べれば弱い

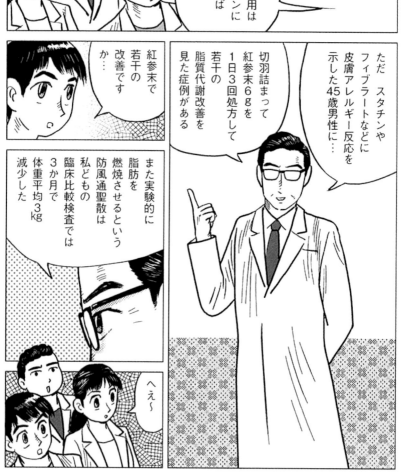

紅参末で若干の改善ですか…

切羽詰まって紅参末6gを1日3回処方して若干の脂質代謝改善を見た症例がある

ただ スタチンやフィブラートなどに皮膚アレルギー反応を示した45歳男性に…

また実験的に脂肪を燃焼させるという防風通聖散は私どもの臨床比較検査では3か月で体重平均3kg減少した

へぇ〜

62

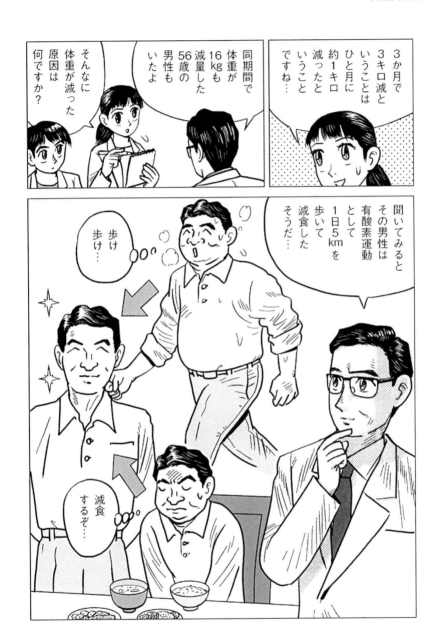

3か月で
3キロ減と
いうことは
ひと月に
約1キロ
減ったと
いうこと
ですね…

同期間で
体重が
16kgも
減量した
56歳の
男性も
いたよ

そんなに
体重が減った
原因は
何ですか?

聞いてみると
その男性は
有酸素運動
として
1日5kmを
歩いて
減食した
そうだ…

歩け
歩け…

減食
するぞ…

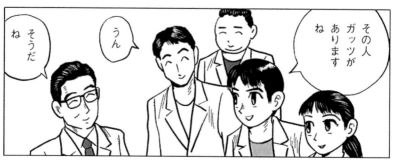

その人ガッツがありますね

うん

そうだね

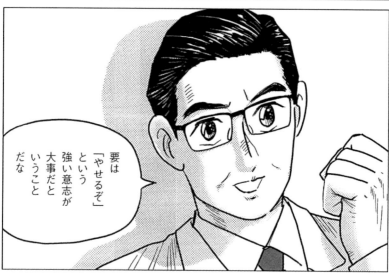

要は「やせるぞ」という強い意志が大事だということだな

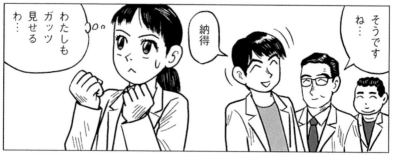

そうですね…

納得

わたしもガッツ見せるわ…

代謝第 29 巻(1992)臨時増刊号　漢方薬　と、代謝第 10 巻(1973)臨時増刊号　和漢薬、中山書店、東京、は、漢方薬（漢方生薬）の内分泌代謝・生化学的作用に関する知識の当時の集大成であり、貴重な文献である（いずれも絶版）。

脂質異常症

動脈硬化の危険因子の重要な一つは、脂質異常症（以前の高脂血症に当たる）であり、心臓に酸素・栄養を送る冠動脈の動脈硬化（冠動脈硬化）の一次予防には、言うまでもないが脂質異常の是正は必須であり、二次予防（冠動脈疾患既往者）では、より厳重なコントロールが必須である。脂質異常症の治療には、言うまでもなく、スタチンが最も一般的で、強力である。筋肉についての副作用がしばしば話題になるが、横紋筋融解症はまれであり、定期的および筋痛時に、筋酵素であるクレアチンフォスフォキナーゼ（CK・CPK）測定をすることによって、早期に発見できることから、服用しない理由にはなり難い・循環器病研究センターの基準がある。

多くの漢方方剤や多くの構成生薬に、脂質代謝改善作用を認めるが、その作用は、スタチンに比べれば弱い。

ただスタチン・フィブラートなど脂質代謝改善剤などすべてに皮膚アレルギー反応を呈した当時 45 歳男性において、ようやく紅参末 6g/日、分 3 で若干の脂質代謝改善を見た症例を報告したことが

ある。

　また患者様が、脂質異常以外の適応症状を有し、たまたま処方する漢方方剤が若干の脂質代謝改善作用を有するときは、処方する機会がある。

　例えば、薬用人参などの含まれる補中益気湯などの補気剤や、十全大補湯などの気血双補剤とか、脂肪肝・非アルコール性脂肪肝炎（NASH）で、肥満があれば、次項に準じ、防風通聖散とか、数か月以内の短期であれば、大柴胡湯などの柴胡剤などである。柴胡剤は肝硬変の疑いのある時は禁忌とされている。

肥満

　高血圧、脂質異常症、糖尿病と並んで、肥満、たばこ、運動不足、ストレス、睡眠不足などが動脈硬化の危険因子になる。

　肥満は BMI：（体重 kg）／（身長 m）^{2}（平均 22）が 25 以上の時である。西洋薬での抗肥満薬は食欲抑制剤のマジンドールであるが、臨床比較試験で、3 か月で体重平均 3kg 減少であった。

　実験的に脂肪を燃焼させるという防風通聖散は、私どもの臨床比較検査で、やはり 3 か月で体重平均 3kg 減少であった。しかし同期間で体重が 16kg も減量した男性 56 歳もあった、減食と、有酸素運動として 1 日 5km 歩いたという。要はやせるぞという強い意志が基本的に重要である。

　なお防風通聖散には少量の大黄・芒硝が含まれており、便通を良くすることも体重減量に資する可能性がある。（妊娠中はやめるべき）

症例

58 歳男性。実証。脈　緊、舌苔　やや黄

防風通聖散　1 包づつ　毎食前　1 日 3 包。

　肥満とともに、浮腫傾向、いわゆる水太りの場合（女の方に多い）は、防已黄耆湯の単独、または防風通聖散との併用をする。

やせ

　漢方を考える前に全身諸検査がすじであろう。何も発見されなければ、補気剤（227 頁）とか気血双補剤（231 頁）を試み、あるいはうつ傾向（115 頁）を考える。経過をみて再検査をする。

糖尿病

　糖尿病に関しても、高血糖に有効な漢方薬は実験的にはあるが、日常的には西洋薬の血糖降下剤、あるいは必要に応じてインスリン治療を第1に考えるべきであろう。ただ糖尿病では脂質異常症に比べて、自覚症状や合併症など、広範囲にわたるので、漢方薬の出番も少なくない。

　食事療法として、身長体重から計算した BMI の正常値を目標にあるべき体重を定め、生活状態から計算した必要摂取カロリー・蛋白質を算定する。糖質は全摂取カロリーの 55％と控えめにするのがよいとされる。

　運動療法は、心肺疾患や関節・筋疾患など、個別の事情に合わせながら、原則的には、室内でのストレッチ体操やレジスタンス運動、有酸素運動として早足歩き 1 日 4-5km、1 時間などが推奨される。漢方薬で何とか食事療法や運動療法が省略出来ないかという希望は叶えるのが無理であろう。

肥満への対応

　肥満症の記載と上記、食事療法や運動療法を参考にされたい。

口渇への対応

白虎加人参湯
ぴゃっこかにんじんとう

症例

58歳男性 2型糖尿病 168cm 65kg。糖尿病歴10年。食事療法は形通り行っているが、やや不十分。BMI：23。運動まずまず。サケはアルコール換算35ml、やや多い。タバコ10年前に禁煙。胃カメラで萎縮性胃炎。ピロリ菌は5年前に除菌している。眼底異常なし。腎障害なし、eGFR70、尿アルブミン9mg/gCr。脈　平、舌苔　やや燥、腹部　やや膨満。

空腹時血糖120、食後2時間168、4時間126。HbA1c6.8。
糖尿病治療薬は、ビグアナイドとDPP－4阻害薬。

漢方処方：白虎加人参湯1包づつ、朝食前と眠前、1日2包。
数日後やや有効。

糖尿病合併症

糖尿病性神経障害

比較的早期から発症することが少なくない。末梢知覚神経・運動神経・自律神経のいずれにも起こりうるが、知覚神経系の合併症で、痛みやしびれの出現することは多く、早くから漢方薬の有効性が認められている。西洋薬エバルレスタット毎食前（アルドース還元酵

素阻害剤）も有効であるが、漢方も試みるに値する。

牛車腎気丸
<small>ごしゃじんきがん</small>

症例

26 歳女性　糖尿病歴浅い、2 型糖尿病。身長 156、体重 50。血糖空腹時 260→160、HbA1c　8.6→7.5　やせがた。血糖コントロールはまだ不十分。両下肢神経痛、冷え、しびれ。夜間痛みで泣く。SU 剤を使用中。やや虚、脈　やや沈細。

牛車腎気丸 1 包づつ、毎食前、1 日 3 包。

3 週目に入ってやや有効に。痛みが和らいできた。

1 か月でしびれは残るも、激しい痛みから脱却できた。

糖尿病性腎症

柴苓湯
<small>さいれいとう</small>

症例

57 歳男性　糖尿病歴 20 年、2 型糖尿病、体重コントロールよし。顔面やや蒼白。下肢軽度浮腫。従来から SU 剤＋DPP4 阻害剤。HbA1c 7.4。eGFR75。比較的血糖コントロールはよかったが、最近、尿蛋白＋。尿アルブミン 230mg/gCr。（基準値 30 以下）。塩分摂取制限。

柴苓湯 1 包づつ、朝昼夕食前、1 日 3 包。

3 か月間で、尿アルブミン 120mg/gCr に低下改善、下肢浮腫軽快。いずれ腎臓内科紹介。

皮膚疾患

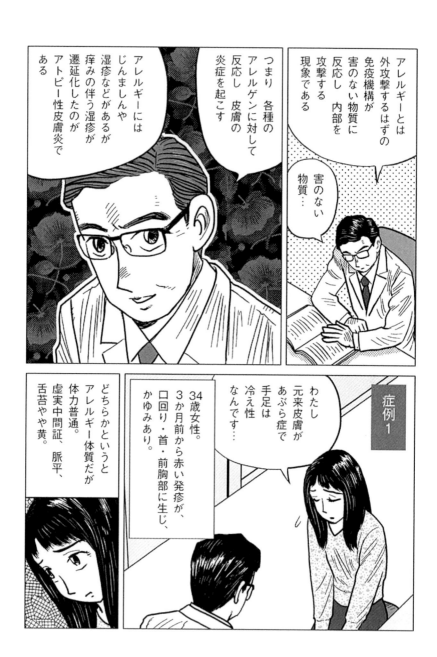

アレルギーとは外攻撃するはずの免疫機構が害のない物質に反応し内部を攻撃する現象である

害のない物質…

つまり各種のアレルゲンに対して反応し皮膚の炎症を起こす

アレルギーにはじんましんや湿疹などがあるが痒みの伴う湿疹が遷延化したのがアトピー性皮膚炎である

症例1

わたし元来皮膚があぶら症で手足は冷え性なんです…

34歳女性。3か月前から赤い発疹が、口回り・首・前胸部に生じ、かゆみあり。

どちらかというとアレルギー体質だが体力普通。虚実中間証、脈平、舌苔やや黄。

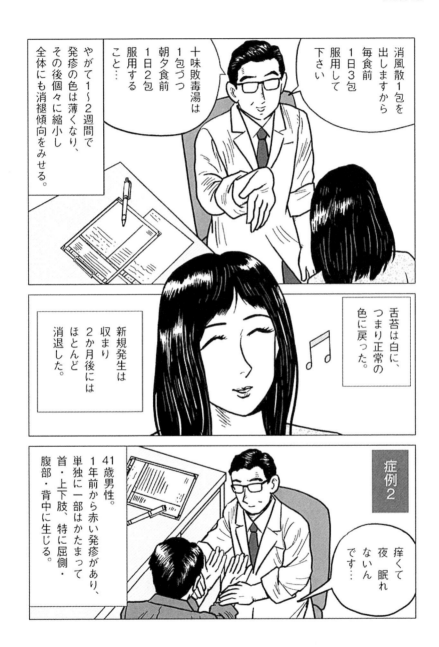

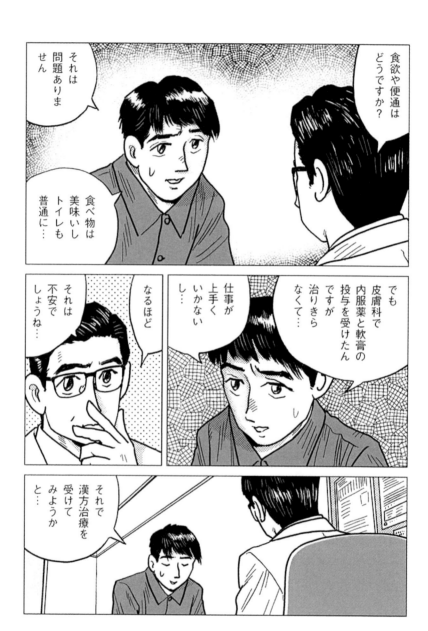

食欲や便通はどうですか？

それは問題ありません

食べ物は美味いしトイレも普通に…

でも皮膚科で内服薬と軟膏の投与を受けたんですが治りきらなくて…

仕事が上手くいかないし…

なるほど

それは不安でしょうね…

それで漢方治療を受けてみようかと…

76

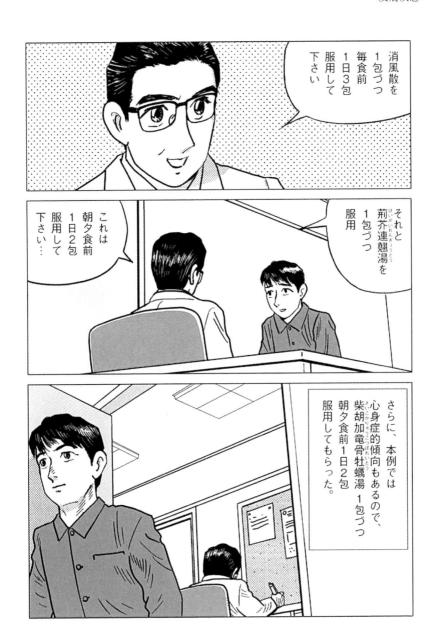

消風散を
1包づつ
毎食前
1日3包
服用して
下さい

それと
荊芥連翹湯を
1包づつ
服用

これは
朝夕食前
1日2包
服用して
下さい…

さらに、本例では
心身症的傾向もあるので、
柴胡加竜骨牡蛎湯 1包づつ
朝夕食前1日2包
服用してもらった。

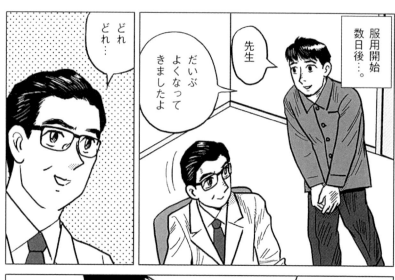

服用開始
数日後……。

先生

だいぶ
よくなって
きましたよ

どれ
どれ…

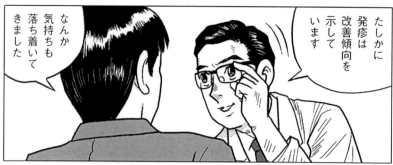

たしかに
発疹は
改善傾向を
示して
います

なんか
気持ちも
落ち着いて
きました

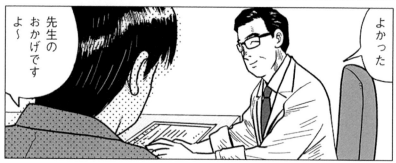

よかった

先生の
おかげです
よ〜

アレルギー性・アトピー性皮膚炎

　アレルギーとは、外的を攻撃するはずの免疫機構が、害のない物質に反応攻撃する現象である。害のない物質（この際アレルゲンという）に対して反応し皮膚の炎症を起こす。じんましんや湿疹があるが、痒みの伴う湿疹の遷延化したのがアトピー性皮膚炎である。

症例1.

34歳　女性。3か月前（5月）から、紅い発疹が、口回り、首、前胸部に生じ、かゆみあり。元来皮膚あぶら症、手足は冷え性。どちらかというとアレルギー体質。体力普通。虚実中間証、脈　平、舌苔　やや黄。

消風散1包づつ、毎食前、1日3包。

十味敗毒湯1包づつ、朝夕食前、1日2包。

1−2週で発疹の色は薄くなり、個々に縮小、全体にも消褪傾向。舌苔　白（正）に。新規発生は収まり、2か月後には殆ど消退した。

症例2.

41歳　男性。1年前（夏）から、紅い発疹が、単独に、一部はかたまって、首、上下肢、特に屈側、腹部・背中に生じ、痒みを伴い、睡眠を妨げる位。食欲・便通は良好。皮膚科で内服薬・軟膏の投与を受けたが、治まりきらない。

仕事のストレスもあり、不安もあって、漢方治療を希望。

消風散1包づつ、毎食前、1日3包＋

荊芥連翹湯1包づつ、朝夕食前、1日2包。
けいがいれんぎょうとう

更に本例では心身症的傾向もあるので、

柴胡加竜骨牡蠣湯1包づつ、朝夕食前、1日2包。

発疹は、服用開始数日後から改善傾向を示し、気持ちも落ち着いて、

次第に元気を取り戻しつつある。

症例3.

17歳　男性。やや虚弱。乾燥肌。2年前から顔、首、体躯、四肢に、

薄い紅色の大小発疹散在、一部面をなす。かゆみを伴う。一部粃糠

を伴う。

脈　ほぼ平（ほぼ正）、舌　やや淡白、舌苔　白やや燥

皮膚科受診中。プロトピック軟膏・アルメタ軟膏などを処方されて

いる。

温清飲3包、分3毎食前。乾燥性なら当帰飲子も考慮。
うんせいいん　　　　　　　　　　　　　　　とうきいんし

消風散2包、分2朝夕食前。

1－2か月で軽快傾向。かゆみも軽減。継続中。

難治性のものは専門医に依頼すべきである。

　また、成人の手足口病で、爪が弱くなったり、強い全身倦怠感に

対し十全大補湯が有効であった。

整形外科疾患

変形性関節症

症例 1.

65 歳女性。多忙、活躍中。坂道を長時間歩いたのがきっかけで右膝関節が腫れ痛む、立ち上がる時とくに痛む。整形外科では関節液を抜き、ヒアルロン酸とステロイドの注射をしてもらった。非ステロイド系消炎剤疼痛時頓用。変形性膝関節症と診断され、人工関節術を勧められたが、受けたくないと。

肥満傾向。水ふとり的。

発汗。暑がり。

脈　平（正）、舌　淡紅、舌苔　白、舌下脈　やや怒張、瘀血の証。実証に近い。やや熱、局所的に、やや湿。湿痺証。

①防已黄耆湯、1包づつ、朝夕食前、1日2包。＋
②麻杏よく甘湯、1包づつ、朝夕食前、1日2包。

　ついで、後者の代わりに、
③薏苡仁湯（よくいにんとう）、1包づつ、朝夕食前、1日2包。

　を試み、若干の腫れ・痛みの軽快をみた。

更に、薏苡仁湯、1包づつ、毎食前、1日3包。＋

④桂枝芍薬知母湯、1包づつ、朝夕食前、1日2包。

　　後者は、寒湿痺の熱痛に適した処方。全身は熱でなくても、関節
　　は熱という寒熱夾雑に適した処方とされる。

　　本例は、瘀血の所見もあるので、

⑤当帰芍薬散、1包づつ、朝夕食前、1日2包を試み、あるいは瘀
　　血と関節痛に対する

⑥疎経活血湯　という選択肢もあろう。

関節リウマチ

症例2.

57歳女性。日常勤務中。6週来、両手手指関節6か所・手関節のは
れと疼痛が、特に朝起床後起こるようになった。RF定量（－）。抗
CCP抗体16.2（＋）（基準値＜4.5U/ml）、CRP1.6（基準値0.30mg/dl）。
2010年RA分類基準にのっとれば関節リウマチと診断される。
早速、本人のご希望もあり、大学病院のリウマチ専門医に紹介した。
精査の上、活動性関節リウマチと診断され、免疫抑制剤のリウマト
レックス（メトトレキサート・MTX）＋葉酸が開始された。関節痛は
少し改善したようであるが、一定期間の後、生物学的製剤（TNFα
阻害薬）レミケード点滴静注が開始された。その後腫脹・疼痛は残
るものの進行なく推移している現代医学的適応があり、ご本人の納

得できる範囲のものであれば、積極的に勧める一例として挙げた。最新の現代治療を行い得なかった例においては、漢方の出番もあり得る。

以下、それぞれ比較的初期から、慢性期に適当なものを、順次列挙する。
①越脾加朮湯、疼痛・腫脹・熱感、初期。
②麻杏薏甘湯、上記より、より軽い時。
③薏苡仁湯、上記2処方より比較的慢性期に。
④防已黄耆湯、より虚証で水滞。
⑤桂枝加苓朮附湯・桂枝加朮附湯、虚証で、冷え、朝のこわばりに。
⑥桂枝芍薬知母湯、寒症で局所的には熱を持って腫脹する時（寒熱夾雑という）。
⑦大防風湯、虚で寒、疼痛と筋力低下時に、
⑧疎経活血湯、血流が悪い・冷え・血液の滞りがあれば本剤を、併用可。

以上は、関節リウマチのみならず、他疾患による筋痛・関節痛での処方の参考になり得る。例えば腰椎ヘルニアとか脊柱管狭窄症などの腰痛やしびれの場合である。一般に、痛みにしびれ感を伴えば、牛車腎気丸を併用している。肩関節付近・肩関節周囲炎、上腕については、二朮湯が用いられる。

症例

80 歳　男性。腰痛と大腿後面のしびれ。膝関節通。西洋医学的には脊柱管狭窄症（腰部）と変形性膝関節症。

　10 年以上前からくり返されていたが、労作により突発的に激烈となり起立・移動ができなくなった。

　薏苡仁湯・牛車腎気丸服用に加え、鍼灸（温灸・鍼^{ハリ}）を計 20 ヶ所２か月行った結果、良好な結果を得た例を報告考察を加えた。「漢方と最新治療」27（３）2018。

　湯液と鍼灸とは元来対となるもので、理論・実証研究の進展が望まれる。

呼吸器疾患

急性鼻炎・咽頭炎・喉頭炎・気管支炎

症例
23 歳女性。昨夜寒気・微熱・頭痛・はなみず。今日咽頭痛。咽頭発赤。38.1℃。
やや虚。脈浮やや数（さく）。舌やや紅・舌苔白やや燥。
処方
寒気があれば麻黄附子細辛湯。葛根湯合麻黄附子細辛湯。
咽頭痛には、桔梗石膏あるいは小柴胡湯合桔梗石膏が良い。

　38℃以上発熱、咽頭発赤。白苔、頸部リンパ節腫大、咳なしで全身症状のある場合、ストレプト迅速検査＋なら、A群溶連菌咽頭炎として、抗生剤を与えることになっている。急性リウマチ熱・扁桃周囲膿瘍・急性糸球体腎炎などの合併症予防のためである。通常は、耐性菌をつくらないためにも、なるべく抗生剤を与えず、悪化しそうならすみやかに専門医にまかせるべきである。

　インフルエンザ流行期、感染チャンスがあって高熱・全身倦怠・関節痛があれば、インフルエンザ迅速検査。A あるいは B（＋）なら、インフルエンザとして、当然、抗インフルエンザウイルス薬。鎮痛剤はアセトアミノフェンと規定されている。

漢方では、各種の解表（発汗）剤を症に応じて処方。実証なら麻黄湯。虚証なら桂枝湯。中間証以上で肩こり・頭痛は葛根湯。胃腸虚弱・うつなら香蘇散、下痢・ふらつきを伴えば真武湯。

　濃度のこい鼻水・鼻づまりには葛根湯加川芎辛夷。

　本例は、一般のかぜとして処方した。

　数日後も、37.2 程度の微熱は残り、さむけ、せきが多く、痰も時々、色は白黄色。なお本症例では、念のための胸部 X 線検査の結果、とくに肺炎などの所見は認めなかった。

　<u>かぜが長引いた段階での処方</u>は、

①竹茹温胆湯。清化熱痰・清熱解欝・滋陰益気。微熱・せきたんの
　長引く時。

②参蘇飲。虚証のかぜ薬。胃腸の弱い方に。

　とくに咳や痰への対応として、

③小青竜湯。風寒水飲に解表散寒・止咳平喘。みずばな・せき・
　薄い痰。

④麦門冬湯。滋陰肺胃。から咳。（さらにから咳が長く続けば滋陰
　降火湯）。

⑤清肺湯。咳痰がひどい時。

⑥麻杏甘石湯（清熱止咳）有熱の時。

のいずれか。

アレルギー性鼻炎

舌下免疫療法はじめ西洋医学の恩恵にも十分浴すべきである。

症例
30歳女性、最近になって（2−3年前から）、2月から5月まで、はなみず・はなづまり、眼の痒み・流涙に悩まされる。
アレルゲン検査でスギ・ヒノキ・ハンノキに＋で、非特異IgEはあまり高値ではない。
処方
小青竜湯1包づつ、1日2包乃至3包、食前。
荊芥連翹湯1包づつ、1日2包食前。
で症状はかなり軽快し日常生活がし易くなった。3か月継続したが、次年度花粉が多いにもかかわらず、前年より大分楽とのことだった。

　このように、小青竜湯は、はなみず・くしゃみ・結膜炎のかゆみに繁用されるが、虚証・寒証でのはなみず・くしゃみ・はなづまりには、②麻黄附子細辛湯、あるいは小青竜湯合麻黄附子細辛湯。
　一方熱証での、はなみず・鼻閉には、③小青竜湯合麻黄甘石湯。また④荊芥連翹湯を併用、次年度からアレルギー症状が軽くなって、体質改善効果かと患者に云われることが少なくない。

気管支喘息

　気管支喘息の治療薬も、吸入ステロイド、吸入ステロイド・長時間作用性β2刺激剤、ロイコトリエン受容体拮抗剤、テオフィリン徐放剤など、発作時は短時間作用性β2刺激剤、更に重症持続性では、抗IgE抗体など、かなり出揃い、治療原則が西洋医学的に確立されてきた。しかしながら今日でも、漢方薬のもつ有用性が認められ、疾患治療ガイドライン中にも取り入れられるケースが少なくない。

　ここでは、いわゆる喘鳴・呼吸困難を呈する病態の分類と対応する漢方治療に関して、中医学的にまとめたものを、中医学の考え方と対策の例として紹介したい（菅沼夫妻参照）。

A。寒喘

①麻黄湯　　　　　実・寒に。発作強いと以下併用。

②小青竜湯　　　　中間証、寒に。水様性痰・水様性鼻汁。

③神秘湯。　　　　実・中間証。息苦しさ強い、うつ傾向。

B。熱喘

①麻杏甘石湯　　　実・熱に。

②五虎湯　　　　　実・熱に。更に咳激しい時。

③清肺湯　　　　　虚・熱に。慢性。

C。痰喘

①二陳湯　　　　　中間証。痰多量。

②柴朴湯　　　　　中間証・熱に。胸痛・季肋部痛。うつ傾向。

D。陰虚喘

①麦門冬湯　　　　中間・虚、熱に。切れにくい痰。

②滋陰降火湯　　　虚・熱に。夜間せき。長引いた時。

E。陽虚喘

①麻黄附子細辛湯　　　虚、寒。手足冷え。

慢性閉塞性肺疾患（COPD）の安定期

　気道の炎症性消耗性疾患であり、長期にわたる喫煙に加齢が加わり発症する。喘息が加わることも少なくない。

　長時間作用型抗コリン剤や長時間作用型β2刺激剤、更に吸入ステロイド剤に加えて、漢方薬の出番もあり得る。

　乾性咳嗽（たんの少ない、から咳）に麦門冬湯、炎症性咳嗽・喀痰に清肺湯、また虚証（全身的な体力低下）では補中益気湯、あるいは人参栄養湯。

　脾虚（食欲がない）には六君子湯、腎（陽）虚（足腰だるい）には八味地黄丸など。

息切れ

　息切れは、呼吸器疾患（呼吸不全など）、循環器疾患（低血圧、心臓神経症など）貧血、内分泌疾患（甲状腺機能異常など）で起り得るので、検査が必要であるが、諸検査で異常がなければ、漢方薬が役立つことも少なくない。何がいいかはやはりケースバイケースである。

新型コロナウイルス感染症

　新型コロナ感染症について一言触れる。ワクチン以外の予防薬、あるいはステロイドなどの他に今のところ決定的な治療薬がない以上、未病治療的な漢方補剤（補気・補血）、補中益気湯や人参養栄湯などによる予防的対応や、発症初期・最盛期に抗炎症作用のある巻末漢方処方解説中の「清熱剤（せいねつざい）」、小柴胡湯加桔梗石膏、それに荊芥連翹湯など、さらに辛夷清肺湯などの使用もありうるであろう。症状により「解表剤」が併用されることもある。

　回復期・後遺症についても漢方特有の処方があり、証に応じて処方されよう。（「中医臨床」41（2）、（3）、日本東医誌など参照）

消化器疾患

症例

胃の中のものが食道に逆流することで食道に炎症を起こす病気を「逆流性食道炎」という。

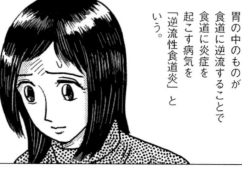

42歳女性。胸焼けが不快。

うつ傾向。すでにプロトンポンプ阻害薬を処方されている。

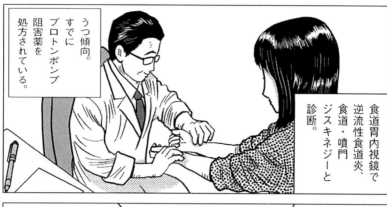

食道胃内視鏡で逆流性食道炎、食道・噴門ジスキネジーと診断。

半夏瀉心湯を出しますから毎食前1日3包服用して下さい…

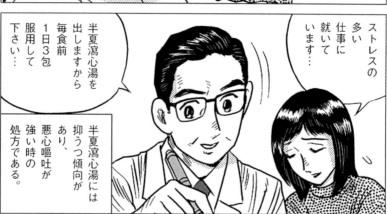

ストレスの多い仕事に就いています…

半夏瀉心湯には抑うつ傾向があり、悪心嘔吐が強い時の処方である。

92

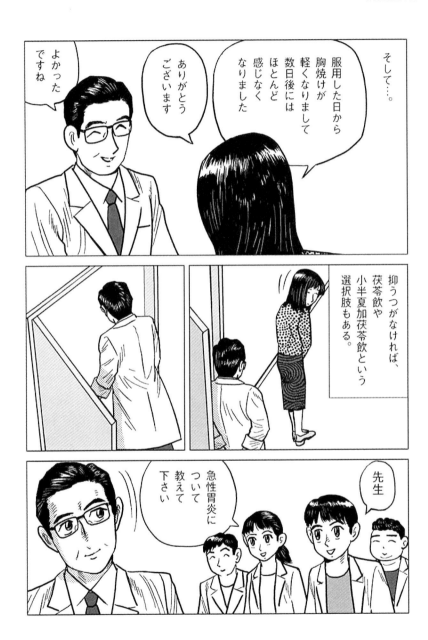

そして…。

服用した日から
胸焼けが
軽くなりまして
数日後には
ほとんど
感じなく
なりました

ありがとう
ございます

よかった
ですね

抑うつがなければ、
茯苓飲や
小半夏加茯苓飲という
選択肢もある。

先生

急性胃炎に
ついて
教えて
下さい

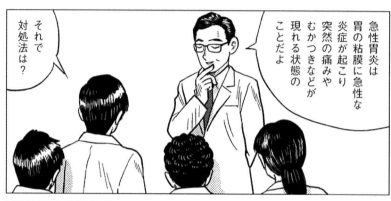

急性胃炎は
胃の粘膜に急性な
炎症が起こり
突然の痛みや
むかつきなどが
現れる状態の
ことだよ

それで
対処法は？

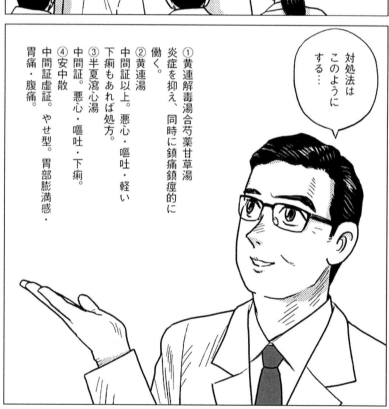

対処法は
このように
する…

① 黄連解毒湯合芍薬甘草湯
炎症を抑え、同時に鎮痛鎮痙的に
働く。
② 黄連湯
中間証以上。悪心・嘔吐・軽い
下痢もあれば処方。
③ 半夏瀉心湯
中間証。悪心・嘔吐・下痢。
④ 安中散
中間証虚証。やせ型。胃部膨満感・
胃痛・腹痛。

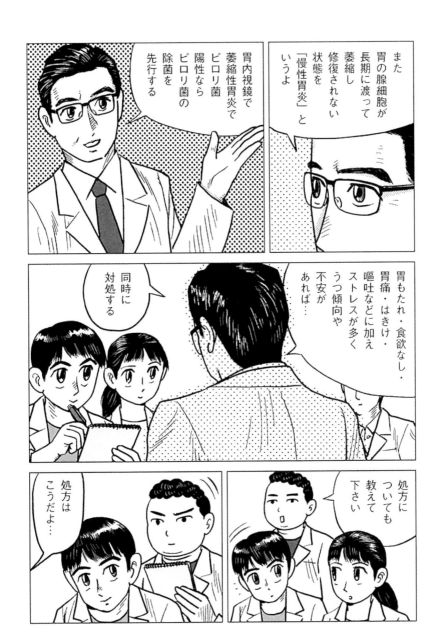

また
胃の腺細胞が
長期に渡って
萎縮し
修復されない
状態を
「慢性胃炎」と
いうよ

胃内視鏡で
萎縮性胃炎で
ピロリ菌
陽性なら
ピロリ菌の
除菌を
先行する

胃もたれ・食欲なし・
胃痛・はきけ・
嘔吐などに加え
ストレスが多く
うつ傾向や
不安が
あれば…

同時に
対処する

処方に
ついても
教えて
下さい

処方は
こうだよ…

①六君子湯
胃もたれ・食欲なし。虚証で、胃部振水音↓胃内停水に。ニンジンなど補剤が含まれるので、体力低下傾向によい。
②半夏瀉心湯
悪心・嘔吐、腹部膨満、中間証でうつ・不安傾向がある時。
③安中散
主としてやせ型・虚証中間証に用いられる。胃痛・腹痛、胸焼けを伴うとき。
④平胃散
中間証。胃もたれ。過食などによる胃腸障害。

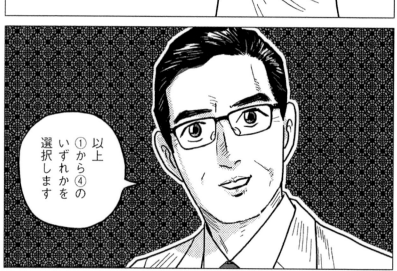

以上①から④のいずれかを選択します

1）消化管疾患

口内炎・口角炎

症例

60 歳女性　2 年来しばしば上口蓋や舌にアフタが生じ、痛くて食事しにくい。

黄連解毒湯、1 包づつ、毎食前、1 日 3 包。

2−3 日後、治まり、楽になった。

註：立効散は歯痛・歯齦痛（はぐき）に良い。

尚、続く場合は、口腔内腫瘍に注意。（口腔外科紹介）。

味覚障害

症例

52 歳女性　膠原病の多発性筋炎、入院し大量ステロイド・抗免疫剤治療、退院後、現病は寛解傾向。問題点は味覚消失。

GOT・GPT やや↑。舌　やや淡紅、舌苔　厚燥やや黄、舌下脈　やや怒張。

脈　数細　脾胃気虚・湿熱。

六君子湯・茵蔯蒿湯 1 包づつ、毎食前、1 日 3 包づつ。1−2 か月で味覚回復傾向にある、味がわかる（完全回復には 1 年近くを要したとあとで聞いた）。

逆流性食道炎

症例

42 歳女性。

胸焼けが不愉快。ストレスの多い職場。食道胃内視鏡で、逆流性食道炎、食道・噴門ジスキネジーと。うつ傾向。すでにプロトンポンプ阻害薬を処方されている。

処方

①半夏瀉心湯、1包づつ、毎食前、1日3包。

　抑うつ傾向があり、悪心嘔吐が強い時の処方であるが、服用の日から胸焼けは軽くなり、数日後には殆ど感じなくなった。

　抑うつがなければ、茯苓飲や小半夏加茯苓飲という選択肢もある。

急性胃炎

①黄連解毒湯合芍薬甘草湯

　炎症を抑え同時に鎮痛鎮痙的に働く。

②黄連湯

　中間証以上。悪心・嘔吐・軽い下痢もあれば処方。

③半夏瀉心湯

　中間証。悪心・嘔吐・下痢。

④安中散

　中間証虚証。やせ型。胃部膨満感・胃痛・腹痛。

慢性胃炎

　胃内視鏡で、萎縮性胃炎でピロリ菌陽性なら、ピロリ菌の除菌を先行する。

　胃もたれ、食欲なし、胃痛、はきけ、嘔吐などに加え、ストレスが多く、うつ傾向、不安があれば。対処。

①六君子湯

　胃もたれ・食欲なし。虚証で、胃部振水音→胃内停水に。ニンジンなど補剤が含まれるので、体力低下傾向に良い。

②半夏瀉心湯

　悪心・嘔吐、腹部膨満、中間証でうつ・不安傾向がある時。

③安中散

　主としてやせ型・虚証中間証に用いられる。胃痛・腹痛、胸焼けを伴う時。

④平胃散

　中間証。胃もたれ。過食などによる胃腸障害。

以上、①から④のいずれかを選択。

胃潰瘍・十二指腸潰瘍

　西洋薬中心に、胃酸・ペプシンなど胃液の攻撃因子を、プロトンポンプ阻害剤やH2受容体拮抗剤の胃酸分泌抑制剤、特に前者で抑え、従として防御因子増強剤を用いるのが基本である。ヘリコバク

ターピロリ除菌についてもすでに確立されている。

　症例によって、漢方は防御因子増強的な部分で有益である可能性
がある。高齢者胃潰瘍に、人参湯合安中散など(漢方内科学、p. 207)。

　消化性潰瘍の再発予防には、柴胡桂枝湯が有効であると報告され
ている（水野）。

急性腸炎

①桂枝人参湯

　虚証の胃腸炎に。ノロウイルスによる胃腸炎にも量・回数を多く

　投与（井斎）。

②柴苓湯（小柴胡湯＋五苓散）

　ウイルス性腸炎に（水野）。

③黄芩湯

　細菌性腸炎に（水野）。

④黄連湯

　食あたりに（水野）。

慢性腸炎

①胃苓散（平胃散＋五苓散）

　軟便。

②真武湯

　陽虚証・高齢の方に、下痢・下肢浮腫に。

③人参湯

　虚寒・実寒とも温中散寒。

④啓脾湯

　胃腸が弱く、下痢しやすい方。

過敏性腸症候群

症例

30歳　女性　多忙、ストレス大、いらいら。

頻回下痢・腹痛、腹部膨満・違和感が生じた。

桂枝加芍薬湯　1包づつ1日2回朝夕食前

当帰芍薬散　1包づつ1日2回朝夕食前

1週後軽快、継続。

便秘下痢交代型→

　①桂枝加芍薬湯

　　腹鳴が強いと、＋1/2大建中湯（水野）

下痢型→

　②桂枝人参湯

　③胃苓散

　④呉茱萸湯

便秘型→

　⑤桂枝加芍薬大黄湯

更年期では＋加味逍遙散。リンゼスの併用もあり得る。

とにかく、楽になって日常生活が送れるようになる。

便秘

①大黄甘草湯、一般的、習慣性便秘に。

②麻子仁丸、体力中以下、一般的。

③潤腸湯、弛緩性・痙攣性便秘・コロコロ便、体力低下者に。

④防風通聖散、体力充実、太鼓腹。

⑤桃核承気湯、実証・月経不順、のぼせ・不安・頭痛・めまい、瘀血。

痔核

乙字湯、便秘・かゆみ・出血。出血があれば芎帰膠艾湯を。

腹部膨満

大建中湯　　　　冷え、膨満

小建中湯　　　　冷え、血不足、手足ほてり、腹痛

2）肝胆膵疾患

慢性肝炎

B型慢性肝炎では、ペグインターフェロン療法によって、HBs抗原の消失を図ることが基本であり、達成されなければ抗ウイルス療

法となる。

　Ｃ型慢性肝炎では、原則、専門医による抗ウィルス薬による治療を行うことに定められている。

　(参照：門脇　孝・小室　一成・宮地　良樹　監修：診療ガイドライン 2018－19、メディカルレビュー社、大阪、2018)

　ただ、慢性肝炎に於いて茵蔯蒿湯、小柴胡湯、また肝硬変・肝がんに於ける十全大補湯（＋紅蔘）などの有用性は検証されているので、消化器専門医・肝臓専門医との連携で、出番がないわけではない。

症例

30 歳女性。

自己免疫性肝炎。2 年前入院、ステロイド大量・抗免疫剤。

外来ではステロイド 1 錠／日、強ミノ C など点滴継続、血清 GOT・GPT など 100 前後、全身倦怠感、下肢浮腫軽度。脈　弦、舌　淡紅、舌苔　白、舌下　脈　やや怒張。脾胃気虚・肝胆湿熱。

補中益気湯 1 包づつ 1 日 3 回。茵蔯蒿湯 1 包づつ 1 日 2 回。

半年後 GOT・GPT50 以下に、ステロイド中止。漢方薬と強ミノ C を続けている、安定的。

肝気鬱血に小柴胡湯、瘀血内停に当帰芍薬散という選択もあり得た。

循環器疾患

高血圧症

効果が十分あって、副作用の少ない、西洋医学的な降圧剤が普及した現在、降圧そのものには漢方の出番が少ないと考えられがちだが、高血圧の安定化に、

①釣藤散（ちょうとうさん）が有用であるし、とくにお年寄りの高血圧の方の随伴症状である、めまい・頭痛・肩こり・耳鳴・不眠などにもよい。血管拡張作用もある。

西洋の降圧剤に併用されることが多い。

②七物降下湯は、拡張期高血圧に有用とされる。冷え・頻尿にもよい。

低血圧症など、めまい

起立による血圧下降、すなわち起立性低血圧症などによる、めまい・ふらつき・息切れ、頭痛に、

①苓桂朮甘湯（りょうけいじゅつかんとう）、虚証、頭痛・めまい、水滞傾向に、

②半夏白朮天麻湯、虚証、胃腸虚弱・冷え・頭痛・めまい・はきけなどに、

③当帰芍薬散、貧血・浮腫・めまい・生理不順に、
④真武湯、冷え・下痢・めまいに。

不整脈

期外収縮

症例　80歳男性

　手足口病経過後心筋炎が原因と考えられた、頻発性心室性期外収縮（1分に数回から十数回）に、炙甘草湯1包、1日2包・半夏厚朴湯1包、1日2包を2－3か月継続したところ完全に消失した（「漢方と最新治療」25.2016に症例報告）。

　西洋医学的に無治療が適応の時、試して利がある。

虚血性心疾患

　検査も治療も西洋医学的に確立された感じがある。先ずはその恩恵に浴することが先決であろう。

うっ血性心不全

　同じく西洋医学的対応が第一であろうが、心不全で胸水貯留など

の時、西洋医学的治療の補助に、木防已湯。

脳血管障害

　急性期・慢性期、また梗塞・出血など、原因にかかわらず、西洋医学的検査や治療が先行されることは当然であるが、西洋医学で対処しにくい症状や経過について、漢方医学の価値が再認識されてきた。

　めまい・ふらつき・筋肉こり・しびれ感・全身倦怠感・筋力低下・頭痛など、回復期の症状改善にも効果のあることが、フィールド・ワークで証明されている。

　最近では認知症の症状改善効果も臨床的に裏付けられ、かつ基礎医学的にも立証されつつある（別項参照）。

心療内科的疾患

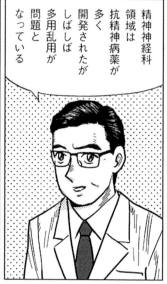

精神神経科領域は抗精神病薬が多く開発されたがしばしば多用乱用が問題となっている

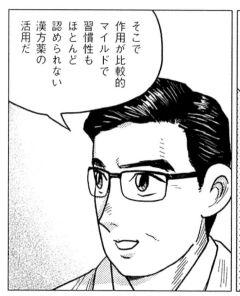

そこで作用が比較的マイルドで習慣性もほとんど認められない漢方薬の活用だ

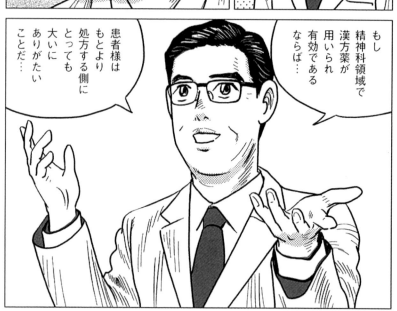

もし精神科領域で漢方薬が用いられ有効であるならば…

患者様はもとより処方する側にとっても大いにありがたいことだ…

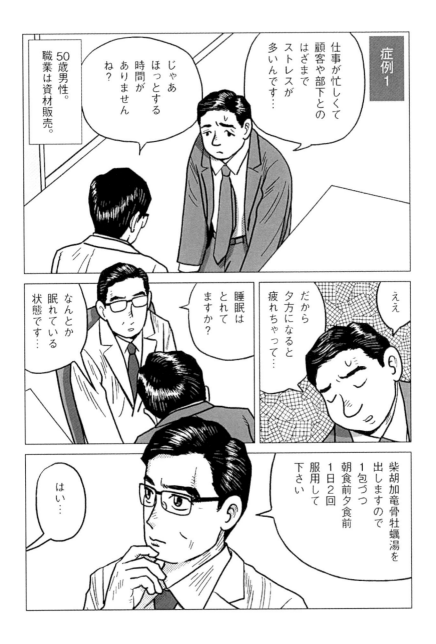

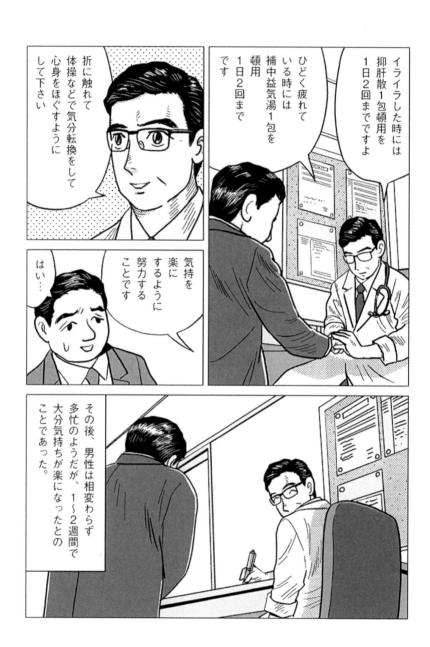

イライラした時には抑肝散1包頓用を1日2回までですよ

ひどく疲れている時には補中益気湯1包を頓用1日2回までです

折に触れて体操などで気分転換をして心身をほぐすようにして下さい

気持を楽にするように努力することです

はい…

その後、男性は相変わらず多忙のようだが、1〜2週間で大分気持ちが楽になったとのことであった。

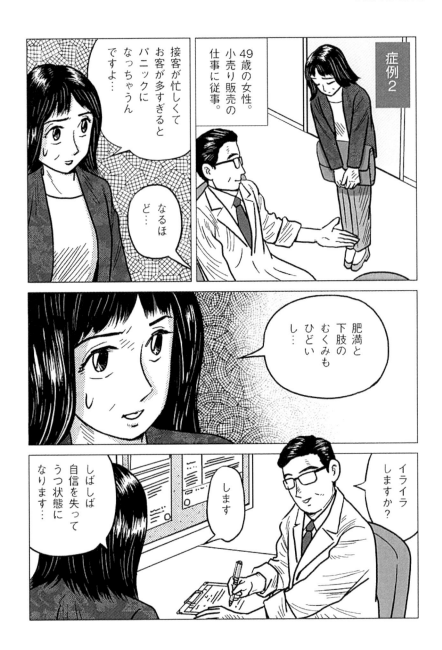

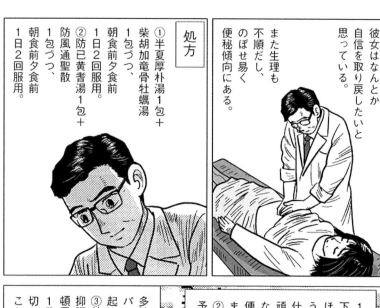

彼女はなんとか自信を取り戻したいと思っている。

また生理も不順だし、のぼせ易く便秘傾向にある。

処方

① 半夏厚朴湯1包＋柴胡加竜骨牡蠣湯1包づつ、朝食前夕食前1日2回服用。

② 防已黄耆湯1包＋防風通聖散1包づつ、朝食前夕食前1日2回服用。

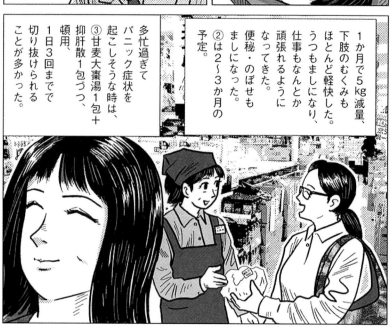

1か月で5kg減量、下肢のむくみもほとんど軽快した。

うつもましになり、仕事もなんとか頑張れるようになってきた。

便秘・のぼせもましになった。

②は2〜3か月の予定。

多忙過ぎてパニック症状を起こしそうな時は、

③ 甘麦大棗湯1包＋抑肝散1包づつ、頓用、1日3回までで切り抜けられることが多かった。

114

うつ・不安・パニック障害・精神不穏

　精神神経科領域は、抗精神病薬が多く開発され、しばしば多用あるいは乱用が問題となっている。作用が比較的マイルドで習慣性も殆ど認められない漢方薬が、もし精神科領域で用いられ有効であるならば、患者様はもとより処方する側にとっても大いに有難いことである。

　抑肝散半夏陳皮、抑肝散、柴胡加竜骨牡蠣湯、桂枝加竜骨牡蠣湯、加味帰脾湯、釣藤散、香蘇散、当帰芍薬散、加味逍遥散、甘麦大棗湯などが用いられる。

例1.

50歳男性、資材販売。太り気味。仕事が忙しく、顧客や部下とのはざまでストレスが多い。ほっとする時間がとれない。この時期、夕方、疲れを感じることも多い。何とか眠れる。なんとかやり遂げたいので、漢方で何とか切り抜けたい。

実証タイプ。暑がり。

処方：柴胡加竜骨牡蠣湯1包づつ、朝食前・夕食前、1日2回。

　　　　いらいら時、抑肝散1包を屯用、1日2回まで。

　　　　ひどく疲れれば、補中益気湯1包を屯用、1日2回まで。

折に触れ体操などで気分転換で心身をほぐす。気持ちを楽にするよう努力する。

多忙は変わらないが、1～2週間で大分気持ちが楽になった。

例2.

49歳女性、小売り販売。接客に忙しく、あまりに客が多いとパニックになる。仕事で、肥満と下肢浮腫ひどい。

いらいらもするが、しばしばむしろ自信を失い、うつ傾向になった。自信を取り戻したい。生理も不順に。のぼせ易い。便秘傾向。

処方：①半夏厚朴湯1包＋柴胡加竜骨牡蠣湯1包づつ、

　　　　朝食前・夕食前1日2回。

　　　②防已黄耆湯1包＋防風通聖散1包づつ、朝食前・夕食前1

　　　　日2回。

1か月で5kg減量、下肢浮腫も殆ど軽快した。うつもましになり、仕事も何とか頑張れるようになってきた。

便秘・のぼせもましになった。②は2－3か月の予定。

多忙過ぎてパニック症状を起こしそうな時は、

　　　　③甘麦大棗湯1包＋抑肝散1包づつ、頓用、1日3回まで。

で切り抜けられることが多かった。

例3.

42歳男性、技術者。多忙かつ、時間に追われる。仕事に集中出来ない。家庭と合わせるのが苦手。やせがた。やや虚。脈　やや細、舌

苔　白やや燥。

桂枝加竜骨牡蠣湯1包づつ、食前に、1日2包。
　本処方は虚証によい。古来、神経症、とくに性的神経衰弱に用いられてきた。ED・早漏など。
　後者の目的には、まず基礎的に気力・体力をつけ、ストレスに強くする、補気剤や気血双補剤、あるいは生薬としては薬用ニンジンなどが必要となる。気分転換・室外などの緑を見る・体操、自分を解き放つ。それにつれて能力も向上してくる。
　虚実中間症以上で、不安・いらいらがあれば、柴胡加竜骨牡蛎湯の方が一般的である。
　同時に、寝付きが悪い、眠りが浅い、中途覚醒があるときは、酸棗仁湯1包づつ、夕食前・眠前1日2回。
　本例でも、眠れるようになった（入眠）。中途覚醒時、もう1包頓用可能（不眠症の項参照）。

　眠つきが悪いと、益々落ちつかないで、色々考えて、一層寝付かない。
　西洋の睡眠導入剤は習慣性になり易く、量も増える傾向にある。いきなり漢方薬に置き換えるというよりも、少なくとも西洋薬を減量できれば、幸いとの考え方でいく。

①半夏厚朴湯は、行気解うつ・降逆化痰の効能がある。うつ気分、のどの閉塞感、せきたん、はきけ、お腹のはりに有効。

②柴胡加竜骨牡蛎湯は、清熱安神、補気健脾、化痰止咳、鎮静に有効で、いらいら・不眠、どうき・のぼせ、疲れ易さ、食欲不振によい、抗不安剤といえる。

③抑肝散は、平肝熄風、気血双補で、いらいら・怒りっぽい、頭痛・めまい、眠りの浅さ、手足ふるえなどによい。

④加味帰脾湯は、気血双補、健脾養心、清熱解うつで、息切れ・どうき、倦怠感、冷え、いらいら・ほてり・のぼせ、不安、不眠・多夢、自立神経亢進による熱証によい。

病態・疾患別漢方薬の応用

気分障害：

抑うつ気分⇒気鬱

不安焦燥感⇒煩躁

意欲障害⇒気虚・血虚

不安障害（含む、パニック障害）⇒胆虚、気の上衝、＋気鬱・気逆

抑うつ気分／のどに詰まる感じ（梅核気）・パニック発作の不安

⇒半夏厚朴湯（理気・行気剤）；香蘇散（虚証に）

不安焦躁感・どうき・肩こり⇒実証なら　柴胡加竜骨牡蛎湯（安神・和解剤）；

　　　　　　　　　　虚証なら　桂枝加竜骨牡蛎湯（安神

　　　　　　剤）・柴胡桂枝乾姜湯（和解少陽剤）

不安焦躁感・のぼせ（気の上衝）⇒黄連解毒湯（清熱解毒剤）

パニック発作の起きそうな時⇒甘麦大棗湯（滋養安神剤）（転換性障害

に）

抑うつ気分強く、意欲障害⇒加味帰脾湯（気血双補剤・養心・解鬱）

不安感・緊張感・焦燥感、攻撃的⇒抑肝散（平肝そく風剤）

高血圧・頭痛めまい⇒釣藤散（平肝そく風剤）

更年期関連抑うつ状態・冷えのぼせ⇒加味逍遙散・四逆散（和解・調

和肝脾剤）

生理関連精神症状＋便秘⇒桃核承気湯（活血化お剤）（便秘なければ桂

枝茯苓丸）妊婦禁

全身倦怠感意欲障害⇒補中益気湯（補気剤）・人参養栄湯・十全大補湯

（気血双補剤）

（参照：杵渕彰 in 漢方内科学：山本昌弘改変）

不眠症

症例

27 歳女性

寝付けない。眠れたとしても、眠りが浅くすぐ目が覚めてそのまま朝まで。仕事に差し支える。しばしば、レンドルミン（0.25mg）1 錠を眠前に服用していた。

処方

西洋薬をのんでいるときは、一度に完全中止でなく、減量して、漢方薬を上乗せする方が良い。徐々に漢方薬単独に切り替える方向で。

①酸棗仁湯

夕食前と眠前に 1 包づつ、1 日 2 回服用。安神作用の酸棗仁が主剤で、清熱瀉火の知母がはいっており、安神剤の代表的処方。養血安神、清熱除煩作用。安定剤のように毎食前 1 包づつの 1 日 3 包という用い方も一般的である。

酸棗仁湯は、養血安神、清熱除煩の効能があり、不眠・煩躁・多夢・中途覚醒・寝行・ふらつきによいとされる。

②加味帰脾湯

冷えも伴う時は、本剤。

毎食前1包づつ、あるいは朝夕食前1包づつ、1日3または2包服用。

のぼせ、いらいらがありながら、冷えを伴う時には、気血双補、かつ安神の本剤が適当で、酸棗仁湯の併用もあり得る。

③抑肝散

いらいらして眠れないという時は、本剤がおすすめ。昼間からイラついている時は、朝夕食前、あるいは毎食前、1包づつ、1日2-3包服用するが、眠前1包のみの服用で有効であるケースも少なくない。酸棗仁湯に併用もあり得る。

抑肝散は、切れ味のよい、平熄内風（内よりの風を静める）の代表剤である。本剤には、平肝清熱・熄風の釣藤鈎や、疎肝解欝・泄熱の柴胡、さらに活血行気の川芎が含まれる。

④柴胡加竜骨牡蠣湯

精神不安やいらいらがあって、不眠につながるばあいは、先ず本剤を用いる。朝夕食前、あるいは毎食前、1包づつ、1日2-3包服用する。

疎肝・清熱の柴胡、理気・逆気下降の半夏、鎮心安神・平肝の竜骨や牡蠣・寧心安神の茯苓を含み、西洋薬の精神安定剤に当たる。

睡眠障害への漢方薬応用

高齢者不眠（虚労）⇒酸素仁湯（滋養安神剤）、

頻尿⇒＋八味地黄丸（温補腎陽剤）

入眠に切り替わらず焦燥感⇒抑肝散（平肝熄風）

眠れない不安感⇒半夏厚朴湯（理気・行気剤）

熱眠できない⇒加味帰脾湯（気血双補剤・養心・解鬱）

いらいら顔面紅く実証⇒黄連解毒湯（清熱解毒剤・瀉火解毒）

抑うつ気分・頭重・どうき⇒柴胡加竜骨牡蠣湯（安神・和解剤）

更年期障害に伴う不眠⇒加味逍遙散（調和肝脾剤・疎肝健脾・瀉火）

（同様）

認知症

　認知症には、アルツハイマー型、レビー小体型、脳血管障害型などがある。認知症の中核症状である大脳機能（記憶・見当識・理解・判断など）の低下症状の他に、いくつかの心理行動症状、すなわち暴言・昼夜逆転・徘徊などの問題がある（堀口淳）。漢方療法がいささかでも役に立てば結構な話である。加味温胆湯（健保適用外）、抑肝散、加味帰脾湯、釣藤散など、臨床的にも効果が実証されているほか、基礎医学的にも記憶中枢である海馬の傷害抑制効果や、海馬での酵素誘導作用などが報告されている。

　抑肝散のイライラ抑制効果はかなり顕著であり、その上に認知症中核症状にまで効果が及ぶとの期待が膨らむ。

　なお本剤が近年の臨床的研究で各種認知症への効果が認められたのみならず、基礎医学的にも、セロトニン神経系、グルタミン酸神経系改善を介する作用が証明されつつある。

　また、加味帰脾湯は、基礎医学的研究で、認知症のアルツハイマーモデル動物の海馬（記憶に関連）などでのアミロイド斑の減少改善効果などが報告されている。

アルツハイマー病（AD）の漢方治療への試み

（参照：杵渕彰 in 漢方内科学；山本昌弘改変）

<u>当帰芍薬散</u>

　基礎：脳内アセチルコリン系・ドーパミン／

　　　　ノルアドレナリン系活性化作用（大脳皮質・海馬）

　補血活血・健脾利水

　臨床：運動機能・知的機能・感情機能・精神症状・自覚症状：有意改善

<u>釣藤散</u>

　基礎：フリーラジカル消去・過酸化脂質抑制・アミロイドβ重合抑制・分解促進：AD動物での改善

　平肝熄風・益気健脾

　臨床：場所の見当識・書字能力・短期記憶改善

<u>八味地黄丸</u>

　全身老化・腎（陽）虚の方剤

　補腎益精・養髄健脳

　臨床：アルツハイマー・脳血管性認知症で、ミニメンタルスコア・Barthel index改善（32例、岩崎鋼）

<u>加味温胆湯（健保外）</u>

　基礎：ADやレビー小体型認知症で低下しているCHAT（choline acetyltransferase）が本剤で酵素誘導される、また脳内神経成長因

子発現も増加

清熱化痰・滋陰益気・補血安神・和胃降逆

臨床：精神不安、驚き易さ、不眠症、認知症

加味帰脾湯

益気補血・健脾養心・清熱解鬱

臨床的に加味温胆湯とほぼ同等の抗認知症効果

帰脾湯

気血双補・補脾・養心安神

抑肝散

平肝熄風・補気血

臨床：神経過敏・興奮しやすい・易怒・いらいら・不眠、認知症の改善

脳血管性認知症の漢方治療への試み

漢方的弁証の上で、合致する方剤を用いるのであるが、多岐にわたるので、特にエビデンスの高い処方を、紹介したい。

（同様）

黄連解毒湯

基礎：脳微小循環改善、とくに海馬、血液粘度低下、血小板凝集抑

制；トランキライザー

作用：瀉火解毒

臨床：易興奮・易怒・狂躁錯乱状態を抑制；脳梗塞後遺症患者多施設共同研究で、認知症改善、めまい・しびれなど自覚症状改善。

桂枝茯苓丸

基礎：血液レオロジー・赤血球変形能改善、全身・脳の微小循環改善：活血化瘀（駆瘀血）

臨床：無症候脳梗塞、多施設共同研究で、長谷川式知能スケール・アバシースケール・うつ自己評価尺度で有意改善。

桃核承気湯　同じく　活血化瘀剤、便秘の実証用

続命湯（エキス剤なし）

基礎：脳酸化ストレス損傷の防御効果、脳血管性障害防御効果の可能性、海馬の選択的細胞壊死保護作用

臨床：中風で発語・運動・知覚障害を呈する者に、脳血管発作初期から、脳浮腫・脳血流改善にとされる。

釣藤散　既述：慢性頭痛・めまい・精神症状に。脳血管障害後遺症に有効。

当帰芍薬散　既述：血管障害後遺症に有効。血管性認知症への期待が大きい。

柴胡加竜骨牡蠣湯　清熱安神、補気健脾、化痰止咳、鎮静

臨床：いらいら・不眠、どうき・のぼせ、疲れ易さ、食欲不振

大柴胡湯

　基礎：脂肪肝・高脂血症　和解少陽・疎肝解鬱・清熱瀉下

　臨床：脂肪肝・高脂血症・肥満など、不眠・抑うつ・易怒

半夏白朮天馬湯

　化痰熄風・健脾祛湿。風痰のめまい；脾気虚の痰濁上逆に。半夏は

　眼圧低下・自律神経調整

　臨床：めまい・頭痛

苓桂朮甘湯

　温化寒飲・健脾利湿、脾虚・脾陽不足に。寒飲のめまい立ちくらみ・

　耳鳴・頭痛・肩こりに。

　・水飲（寒飲）の基本処方

　臨床：めまい・立ちくらみ・耳鳴・どうき・冷え・疲れやすさ

呉茱萸湯

　散寒止嘔・温胃止痛・補気健脾

　臨床：寒さによる片頭痛・頭痛・はきけ。

抑肝散

　平肝熄風・補気血。

　臨床：神経過敏・興奮しやすい・易怒・いらいら・頭痛・めまい・不

　眠、食細い、しびれ、どうき、認知症、発語・運動・知覚障害

全身倦怠感・疲労感・しんどさなど、
ついでに未病について

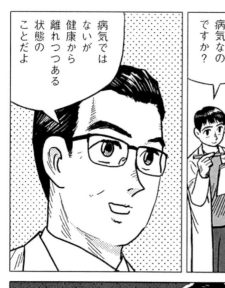

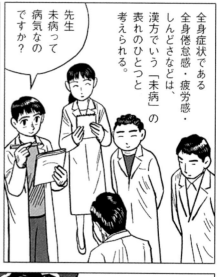

全身症状である全身倦怠感・疲労感・しんどさなどは、漢方でいう「未病」の表れのひとつと考えられる。

先生
未病って病気なのですか？

病気ではないが健康から離れつつある状態のことだよ

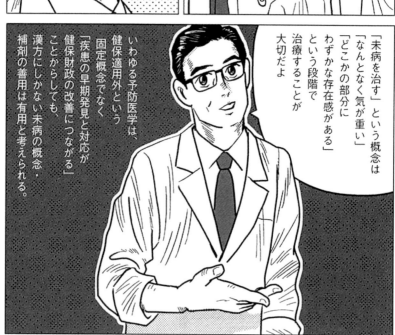

いわゆる予防医学は、固定概念でなく健保適用外という「疾患の早期発見と対応が健保財政の改善につながる」ことからしても、漢方にしかない未病の概念・補剤の善用は有用と考えられる。

「未病を治す」という概念は「なんとなく気が重い」「どこかの部分にわずかな存在感がある」という段階で治療することが大切だよ

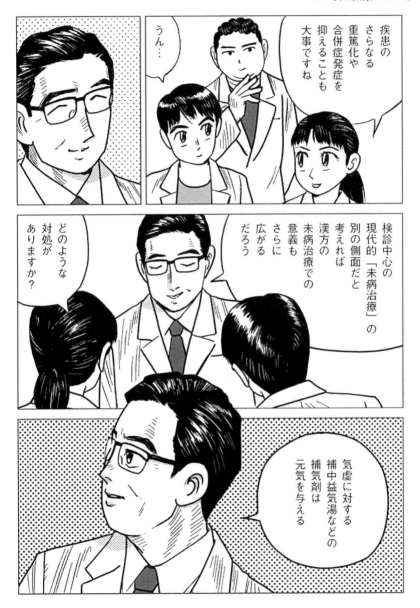

疾患のさらなる重篤化や合併症発症を抑えることも大事ですね

うん…

検診中心の現代的「未病治療」の別の側面だと考えれば漢方の未病治療での意義もさらに広がるだろう

どのような対処がありますか？

気虚に対する補中益気湯などの補気剤は元気を与える

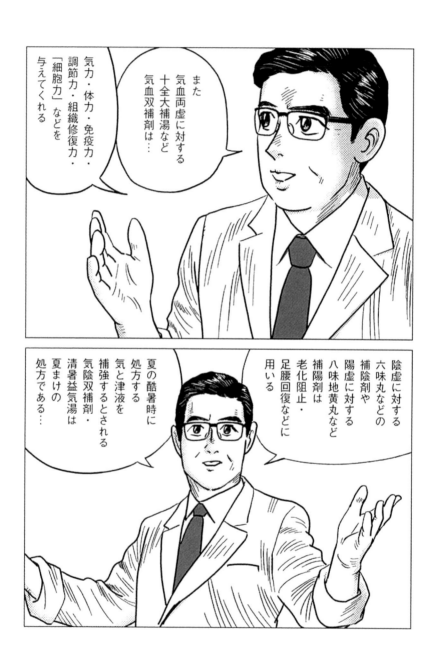

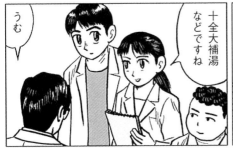

うむ

十全大補湯などですね

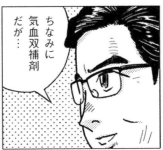

ちなみに気血双補剤だが…

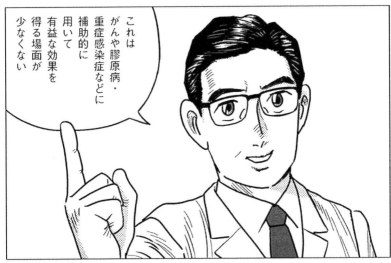

これはがんや膠原病・重症感染症などに補助的に用いて有益な効果を得る場面が少なくない

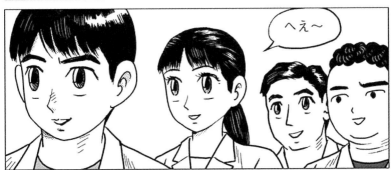

へぇ〜

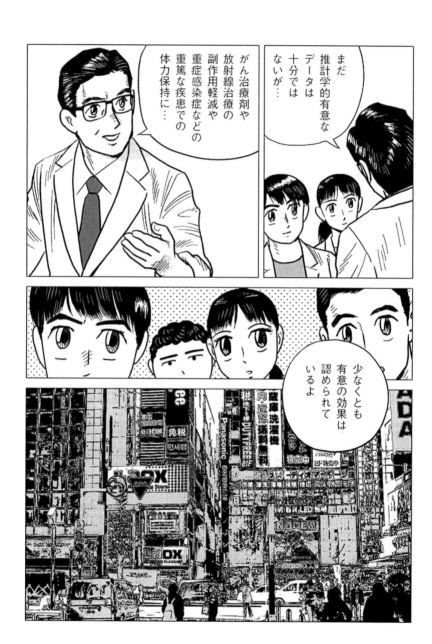

がん治療剤や
放射線治療の
副作用軽減や
重症感染症などの
重篤な疾患での
体力保持に…

まだ
推計学的有意な
データは
十分では
ないが…

少なくとも
有意の効果は
認められて
いるよ

　全身症状である、全身倦怠感・疲労感・しんどさなどは、漢方で
いう「未病」の表れの一つの姿と考えられ、「未病を治す」という概
念からは、その段階で治療してしまうことが大切であろう。何となく気が重いとか、どこかの部分にわずかな存在感があるなども。

　いわゆる予防医学は健保適用外という固定概念でなく、疾患の早
期発見と対応が、結局健保財政の改善につながることからしても、
漢方にしかない未病の概念と例えば補剤の善用（乱用ではない）は
有用と考えられる。

　疾患の更なる重篤化や合併症発症を抑えることも、検診中心の現
代的「未病治療」の別の側面だと拡張的に考えれば、漢方の未病治
療での意義もさらに広がる可能性がある。

　気虚に対する補気剤（補中益気湯など）は、元気を、気血両虚に
対する気血双補剤（十全大補湯など）は気力・体力・免疫力・調節
力・組織修復力・「細胞力」などを、また陰虚に対する補陰剤（六味
丸など）や、陽虚に対する補陽剤（八味地黄丸など）は、老化阻止・
足腰回復などに用い得る。夏の酷暑時に気と津液の補強をするとさ
れる気陰双補剤とも言える清暑益気湯は夏まけの処方である。考え
方として今日的意義があるのではないか。

　ちなみに、気血双補剤などは、がんや膠原病・重症感染症など、
補助的に用いて有益な場面が少なくない。推計学的有意なデータは
十分ではないが、がん治療剤や放射線治療の副作用軽減とか、重症
感染症などの重篤な疾患での体力保持に少なくとも有意の効果は

認められている。

婦人科

　専門医の診断が何よりも大切。その上での話だが、漢方の活躍の場でもある。

1）月経に伴う症状

月経困難症・生理前緊張症：

　月経周期に伴う月経随伴症状。排卵後から生理までの黄体期に多く分泌される黄体ホルモン（プロゲステロン）による症状とされる。生理前緊張症は、局所症状である生理痛などの局所症状と、のぼせ・顔面紅潮・発汗・顔面下肢浮腫・はきけ・便秘下痢・乳房痛・肩こり・冷え・倦怠感・だるさ・不安・無気力・集中力低下など、全身症状が伴う。

　下腹部痛などの骨盤内瘀血症状・微小循環障害に対しては、虚実中間証では
　①桂枝茯苓丸1包づつ、朝夕食前、1日2包。
　40歳、舌やや暗紅、舌下脈怒張例で、桂枝茯苓丸2－3週間服用で、瘀血が改善した結果、ホットフラッシュやのぼせが改善した例など症例は多い。

便秘がひどく、極端な体力低下や妊婦でなければ、

桃核承気湯　1包づつ、朝夕食前、1日2包。元来、実証用なので、体力がなければ、連用に注意。

瘀血の程度が軽く、貧血傾向ならば、

②当帰芍薬散　1包づつ、朝夕食前、1日2包。

浮腫・頭痛・腹痛・だるさ・冷え・めまいなどに有効。

当帰芍薬散は、下垂体性腺系ホルモン分泌を活性化する実験結果があり、芍薬が筋収縮を抑え、当帰には補血活血作用があり、利水剤も入っているなど、月経随伴症状には適合するところが多い。

更に、

③加味逍遥散　1包づつ、朝夕食前、1日2包。

加味逍遥散は体の弱めの方で、精神症状である、精神不安・いらいら・不眠や、肩こり・めまいのほか、上半身のぼせ・下半身冷えのような自律神経症状のある時に用いる。

④温経湯　1包づつ、朝夕食前、1日2包。

手足のほてり、下腹部・腰の冷えがある時。

末梢循環障害で、手足冷えがあれば、

⑤当帰四逆加呉茱萸生姜湯　1包づつ、朝夕食前、1日2包。

2）月経異常

　月経異常・無月経では、婦人科的精査が先行すべきだが、その上で前項で述べた如く、当帰芍薬散あるいは加味逍遙散に、気血双補の十全大補湯を加える。

症例
30歳女性　独身。初経は中1で、その後しばらくはほぼ規則正しい1か月ごとの生理があった。　20歳前後から仕事上のストレスもあり、生理が不規則になり、2か月以上なかったり、終わった後2－3週でまた始まったり、すぐ終わったりするようになった。婦人科を受診して、ホルモン療法を受けたこともあったが、止めるとまた元に戻っている。体温測定でも上下不規則ないし平坦。婦人科受診を勧めたが、一度、漢方薬を試してみたいと。
身体的にはとくに異常を認めない。食欲・睡眠・便通は普通。
何でも気になる方。ややうつ傾向、沈みがち。出歩くのは好きでない。
事務の仕事もはかどらない。
　　加味逍遙散1包づつ、毎食前、1日3包。＋
　　半夏厚朴湯1包づつ、朝夕食前、1日2包。

開始して3か月、やや明るく、何事も少し積極的になった。仕事も少しはスムーズになり、休日もデパートはいやでも、電車に乗ってみたくなった。

　4か月後、生理があった。7か月ぶりであった。量はふつうだが、期間は短かった。こうして、1−2か月に1回、生理を見るようになり、時には早過ぎることもあったが、1年間程度でほぼ30日型になってきた。

　　当帰芍薬散1包づつ、朝夕食前、1日2包。

　更に1年後、益々自信も着き、自分に合った仕事で生きていくことを決意。投薬中止。婚活も始めようかと思うようになった。

3）更年期症候群

　更年期症候群は、女性ホルモンであるエストロジェンの分泌量が40歳を過ぎて低下することによって生ずる自律神経失調症である。不定愁訴、多愁訴と言われるが、本人からすると、まじめにつらい症状である。

　閉経は平均50歳。その前と後の数年づつの期間が更年期に当たる。更年期障害の症状は、個人差が大きく、ホットフラッシュという2−4分持続するほてり・のぼせ・発汗の発作の他、頻尿・頭痛・高血圧などになり易い。後、自律神経過敏で、低血圧・頭痛・めまい・息切れ・はきけ・耳鳴・聴力低下などとともに、全身倦怠、便

秘、精神的不安定・いらいら・焦躁・不安・うつ・不眠・物忘れなどが起こる。

　他の疾患が隠れていることも少なくないので、血液検査・循環器・消化器・呼吸器検査・乳腺・婦人科検診なども怠ってはならない。その上での話である。

　漢方医学・中医学では、腎は「先天の本」と言われ、精を蔵し、生命の発生・発育・成熟・衰老を司る。そして更年期障害の症状は、その腎の機能の衰えを示すとされる。

　更年期症状は、漢方・中医学では、腎陰虚と腎陽虚に分類される。

　腎陰虚は、腎の精の低下、陰液の不足→乾燥、腎水不足で心腎不交（心を冷やせない）、さらに精血不足で腎虚火旺・肝欝を来たす。

　腎陽虚は、虚寒内生、脾腎陽虚を来たす。足腰冷え・浮腫・下痢。

　治療は多様な症状から病態を察知し、処方する。以下。

のぼせ・発汗に対して

舌下脈怒張などに表われたのぼせ。

加味逍遥散	虚証・血不足・気滞・血滞・水滞
女神散	気滞・血滞・上熱下寒
滋陰降火湯	虚証・熱・血不足。水不足
桂枝茯苓丸	実証中間症・気滞・血滞・瘀血
桃核承気湯	実証・熱・気滞・血滞・瘀血。便秘
通導散	実証・気滞・血滞・水滞・便秘

むくみ・貧血など

　　当帰芍薬散　　　　　　　　　虚証・貧血・血滞・水滞：調経止痛

冷え・腰痛・おも四肢痛など

　　当帰四逆加呉茱萸生姜湯　　虚証　寒

　　五積散　　　　　　　　　　　中間症　寒　気滞・血滞・血虚・水
滞

　　温経湯　　　　　　　　　　　　虚証　寒　気虚・血滞・血虚：
おんちゅうさんかん
温中散寒

　　八味地黄丸　　　　　　　　　虚証　気虚　腎陽虚

　　補中益気湯　　　　　　　　　虚証　気虚

いらいら・不安・うつ・不眠など

　　抑肝散　　　　　　　　　　　中間症　気滞・血滞　いらいら

　　加味帰脾湯　　　　　　　　　虚証・気滞・血虚　不眠

　　半夏厚朴湯　　　　　　　　　虚証　気滞・水滞　うつ

　　酸棗仁湯　　　　　　　　　　虚証　不眠

　（いずれも別項並びに巻末の処方索引並びに処方解説を参照して
下さい）

　（参照：村田高明 in 漢方内科学；山本昌弘改変）

症例

56歳　女性。のぼせ・どうき・不安。

舌やや紅、苔やや黄燥、舌下脈怒張。気滞・お血

桂枝茯苓丸・半夏厚朴湯、各2包分2　2か月でほぼ完治した。

泌尿器科

男性更年期障害

男性にも更年期があるといわれて久しい。

八味地黄丸　　　　　老化防止（腎陽虚）、（腎陰虚なら六味丸）

牛車腎気丸　　　　　老化防止・足腰補強（腎陽虚）

補中益気湯　　　　　全身倦怠に

十全大補湯　　　　　気血双補

加味逍遙散　　　　　うつ・不安・疲れ・冷え・発汗に

茵蔯五苓散　　　　　脾胃湿熱に

桂枝（あるいは柴胡）加竜骨牡蛎湯　不安（いらいら）・疲れ・ED に

　また、上記の方剤にコウジン 1.0g づつ、1 日 2 ないし 3 回、食前で補強。

　一度に多方剤を飲むのは避けたい。1－2 方剤を 2－4 週続ける。

膀胱炎

　膀胱炎は、頻尿・排尿痛、残尿感、膿尿などを伴うが、感受性のある抗生剤のほか、猪苓湯（ちょれいとう）、竜胆瀉肝湯（りゅうたんしゃかんとう）などが用いられる。

耳鼻咽喉科

アレルギー性鼻炎

呼吸器疾患を参照

慢性副鼻腔炎

辛夷清肺湯　鼻つまりに、
荊芥連翹湯　症状改善と体質改善に。

耳鳴り・難聴

　耳鳴りにもいろいろあるが、ジーンという音、セミの鳴く音などと表現される耳鳴りは、腎精不足によることが多い。

　六味丸1包づつ朝夕食後、1日2－3包。3か月以上要することが多い。釣藤散も試みてよい。

　めまいがあれば、半夏白朮天麻湯あるいは、苓桂朮甘湯1包を頓用で用いる。

漢方薬の特徴

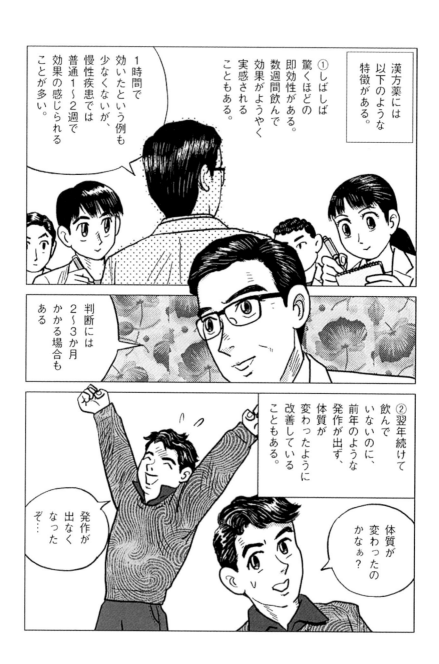

漢方薬には以下のような特徴がある。

① しばしば驚くほどの即効性がある。数週間飲んで効果がようやく実感されることもある。

1時間で効いたという例も少なくないが、慢性疾患では普通1〜2週で効果の感じられることが多い。

判断には2〜3か月かかる場合もある

② 翌年続けて飲んでいないのに、前年のような発作が出ず、体質が変わったように改善していることもある。

体質が変わったのかなぁ？

発作が出なくなったぞ…

152

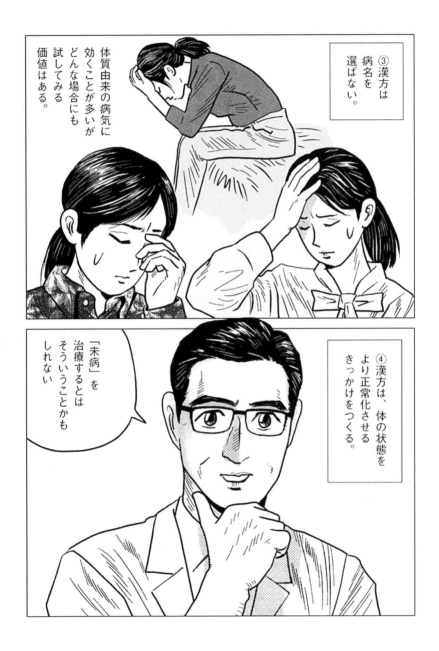

③漢方は病名を選ばない。

体質由来の病気に効くことが多いがどんな場合にも試してみる価値はある。

④漢方は、体の状態をより正常化させるきっかけをつくる。

「未病」を治療するとはそういうことかもしれない

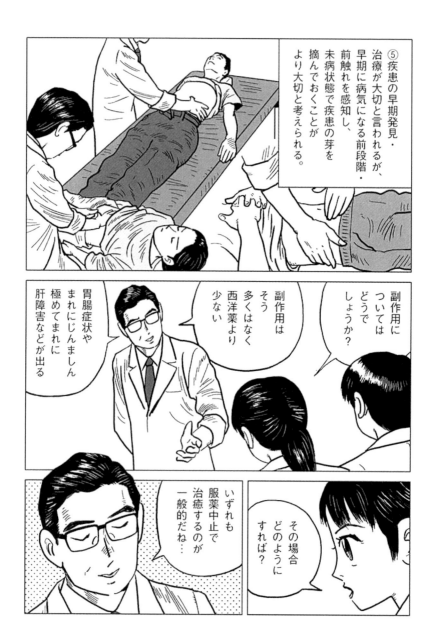

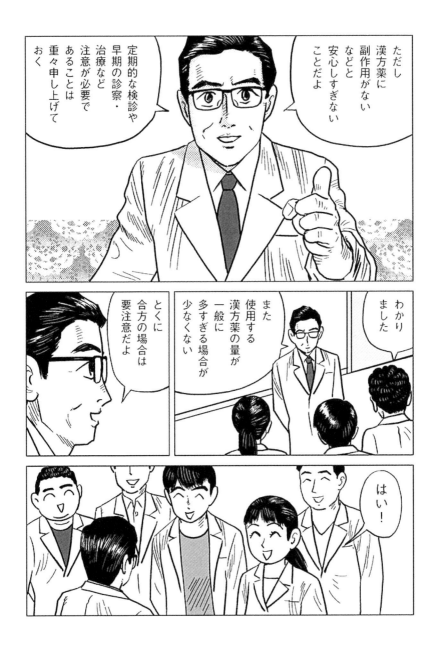

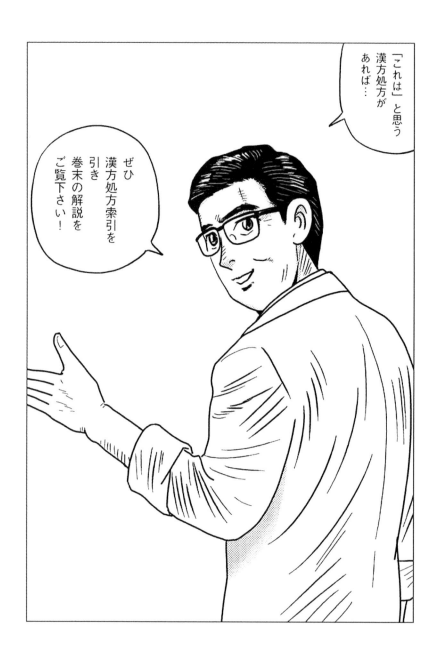

1）漢方薬は、しばしば驚くほど即効性である、数週間のんで効果がようやく実感されることもある。

2）続けてのんでいないのに、次の年、前年のような発作が出ず、体質が変わったように、改善していることに気づくこともある。

3）漢方は病名を選ばない。体質からの病気に効くことが多いが、どんな場合にも試してみる価値はある。

4）漢方は体の状態をより正常化させるきっかけを作る。「未病」を治療するとは、そういうことかも知れない。

5）疾患を早期に発見して治療することが大切と言われるが、早期に病気になる前段階・前触れを感知し、未病状態で、疾患に進む芽を摘んでおくことがより大切と考えられる。

漢方薬の用い方と副作用

　西洋医学的病名があっても、あくまでも漢方処方は漢方の証診断に従って用いるのが原則である。本書においても、病名漢方的記載項目の中で、証の診断をもとに処方を考える方法をとった。

　これはと思う漢方処方があれば、ぜひ漢方処方索引を引き、巻末の漢方処方解説の中の記載をご覧頂くことを強くお勧めする。証の適応範囲は処方によってかなり幅が違うが、折角の少なくとも数百年以上の臨床データの集積を無視することはない。

　ただ理論的に証が適合しても、効くか効かないかは症例ごとに異なることも事実で、患者様の反応性・状態こそが第一であることは言うまでもない。

　即効性で、30分1時間で効いたという場合も少なくないが、慢性疾患では普通1−2週で効果の感じられることが多く、判断に2−3か月かかる場合もある。疾患と方剤毎の、鍵と鍵穴のたとえ通りである。

　私の経験上、とくに和解剤や補剤などにおいて、通常量では何らかの軽い副作用を呈して合わない場合、量を1/3とか1/6にして、好ましい作用のみを認めたケースが時折存在した。患者様の薬剤感受性や薬物代謝力の個人差によるものであろうか。

漢方の副作用

　薬は必要最小限が良いのは、漢方でも西洋薬でも同じである。

　一般的には、初期は1剤1包づつ、1日2−3包分2−3で処方。

　合方、すなわち、2種以上の方剤を処方する時は、第2処方以下
は、1日2包、分2にしている。同時に3種類以上の方剤は、なる
べく避けたい。方剤によっては、屯用もありうる。構成生薬の過度
の重複にも配慮する。　3−4週間効果を観察した上で続けるか変方
するか考える。

　患者様の証と、漢方処方の証を合わしている限り、副作用はそう
多くはない。少なくとも西洋薬よりは少ない。胃腸症状とか、まれ
に蕁麻疹。極めてまれに肝障害。いずれも服薬中止で治癒するのが
普通である。

　甘草による浮腫とか高血圧もあまり経験したことがない。甘草1
日10g以内に止めると甘草の副作用が出にくいとされる。ただ安心
もできない。一般に原則3か月ごとの血液検査（血球・肝腎胆膵な
どの機能・筋酵素CKとか）、咳などあれば胸部X線検査を。

　当時、肝炎などに多く使われた小柴胡湯により間質性肺炎が、服
用された方2万5千人に1人の割合で起り、発見治療がおくれると
なくなるケースもあった。平成のはじめの一大事件であった。今日、
小柴胡湯は肝炎のインターフェロン療法中には使えないとか、肝硬
変では使えない制約がある。効果の大きさの反面、副作用の大きさ

を忘れてはならない。

　一般に西洋薬の消炎鎮痛剤とか抗生剤などは副作用が多いが、漢方薬でも同様の作用を持つ柴胡剤（柴胡）とか清熱剤（黄芩、黄連、黄柏、知母、山梔子など）などには注意を必要とする。知母・山梔子などによる肝障害について報告（「漢方と最新治療」2020）。

　いずれにしても必要な検査は平素からきちんと受けるべきである。

　麻黄で、どうき・発汗・興奮・不眠などがある。妊婦、産婦、授乳婦については特別の注意が必要である。妊娠初期には漢方と西洋薬のいずれもない状態が望ましい。

　妊娠中は子宮収縮・骨盤内臓器充血を起こす可能性のある大黄、芒硝、紅花、桃仁、牡丹皮、牛膝、附子などは避ける。便秘薬や瘀血の薬に注意したい。

　本書は、医師や薬剤師でない方々にもお読みいただき、御利用いただきたいのは勿論であるが、実践にあたってはやはり漢方に関する知識と経験のある専門家に御相談いただきたいというのが私のお願いである。

　漢方薬も西洋薬と同じく医薬品であり、古来「上薬」といわれたいわゆる補益剤（巻末漢方処方解説参照）はともかく、一般論的には「諸刃の剣」と考えるべきである。

漢方処方索引

□あ□
あんちゅうさん
安中散……………………散寒止痛

□い□
いれいとう
胃苓湯………………………和胃止瀉
いんちんこうとう
茵蔯蒿湯……………………肝胆湿熱に
いんちんごれいさん
茵蔯五苓散…………………脾胃湿熱に

□う□
うんけいとう
温経湯………………………温経散寒、下焦虚寒・瘀血血虚に
うんせいいん
温清飲………………………清熱解毒、血虚血熱（皮膚乾燥）に

□え□
えっぴかじゅつとう
越脾加朮湯…………………炎症性浮腫・関節腫脹に

□お□
おうぎけんちゅうとう
黄耆建中湯…………………気虚腹痛
おうれんげどくとう
黄連解毒湯…………………瀉火解毒、全身に応用
おうれんとう
黄連湯………………………和胃降逆

^{おつじとう}
乙字湯……………………………消炎、痔疾に

□か□
^{かっこんとう}
葛根湯……………………………辛温解表・項背舒筋
^{かっこんとうかせんきゅうしんい}
葛根湯加川芎辛夷…………鼻閉に
^{かみきひとう}
加味帰脾湯………………………補気健脾・養心安神
^{かみしょうようさん}
加味逍遥散………………………疎肝解欝・補血調経
^{かんばくたいそうとう}
甘麦大棗湯………………………養心安神

□き□
^{きゅうきちょうけついん}
弓帰調血飲………………………気滞血瘀、産後など
^{ききょうせっこう}
桔梗石膏…………………………清熱利咽
^{ききょうとう}
桔梗湯……………………………清熱解毒・祛痰排膿
^{きゅうききょうがいとう}
芎帰膠艾湯………………………血虚の出血に

□く□
^{くみびんろうとう}
九味檳榔湯………………………理気・解うつ

□け□
^{けいがいれんぎょうとう}
荊芥連翹湯………………………清熱解毒・排膿・養血
^{けいしかしゃくやくだいおうとう}
桂枝加芍薬大黄湯…………裏虚腹痛・便秘に
^{けいしかしゃくやくとう}
桂枝加芍薬湯……………………裏虚腹痛に

けいしかじゅっぶとう
桂枝加朮附湯⋯⋯⋯⋯⋯⋯寒湿痺に
けいしかりゅうこつぼれいとう
桂枝加竜骨牡蠣湯⋯⋯⋯⋯安神、陰陽両虚に
けいしとう
桂枝湯⋯⋯⋯⋯⋯⋯⋯⋯⋯解表散寒
けいしにんじんとう
桂枝人参湯⋯⋯⋯⋯⋯⋯⋯温中散寒
けいしぶくりょうがん
桂枝茯苓丸⋯⋯⋯⋯⋯⋯⋯駆瘀血（活血化瘀）
けいしぶくりょうがんかよくいにん
桂枝茯苓丸加薏苡仁⋯⋯⋯消炎・活血
けいしゃくちもとう　　けいししゃくやくちもとう
桂芍知母湯（桂枝芍薬知母湯）寒湿痺の熱痛に
けいひとう
啓脾湯⋯⋯⋯⋯⋯⋯⋯⋯⋯補気健脾・止瀉

□こ□
ごことう
五虎湯⋯⋯⋯⋯⋯⋯⋯⋯⋯清熱・止咳
こうじん
紅参⋯⋯⋯⋯⋯⋯⋯⋯⋯⋯補気生津・安神益智
こうそさん
香蘇散⋯⋯⋯⋯⋯⋯⋯⋯⋯理気解表・和胃
ごしゃくさん
五積散⋯⋯⋯⋯⋯⋯⋯⋯⋯解表温裏・理気化痰・健脾
ごしゃじんきがん
牛車腎気丸⋯⋯⋯⋯⋯⋯⋯温補腎陽・利水消腫・しびれに
ごしゅゆとう
呉茱萸湯⋯⋯⋯⋯⋯⋯⋯⋯温中散寒、偏頭痛に
ごれいさん
五苓散⋯⋯⋯⋯⋯⋯⋯⋯⋯利水、水湿内停・痰飲に

□さ□
さいかんとう
柴陥湯⋯⋯⋯⋯⋯⋯⋯⋯⋯半表半裏・清熱化痰
さいこかりゅうこつぼれいとう
柴胡加竜骨牡蠣湯⋯⋯⋯⋯心肝火旺・脾気虚に
さいこけいしかんきょうとう
柴胡桂枝乾姜湯⋯⋯⋯⋯⋯安神・温裏祛寒

さいこけいしとう
柴胡桂枝湯……………………解表・解欝・健脾
さいこせいかんとう
柴胡清肝湯……………………清熱解毒・排膿・養血
さいぼくとう
柴朴湯…………………………祛痰止咳・理気降逆
さいれいとう
柴苓湯…………………………半表半裏・利水
さんおうしゃしんとう
三黄瀉心湯……………………清熱瀉火・解毒・化湿
さんそうにんとう
酸棗仁湯………………………養血安神・除煩

□し□
じいんこうかとう
滋陰降火湯……………………滋補肺腎・清熱
しぎゃくとう
四逆湯…………………………疎肝解欝、肝気欝結に
しくんしとう
四君子湯………………………補気健脾
しちもつこうかとう
七物降下湯……………………高血圧随伴症状
しもつとう
四物湯…………………………補血調血
しゃかんぞうとう
炙甘草湯………………………通陽復脈
しゃくやくかんぞうとう
芍薬甘草湯……………………鎮痙止痛
じゅうぜんたいほとう
十全大補湯……………………気血双補
じゅうみはいどくとう
十味敗毒湯……………………清熱解毒、風湿熱の皮疹
じゅんちょうとう
潤腸湯…………………………潤腸通便
しょうけんちゅうとう
小建中湯………………………温中補虚・鎮痙
しょうさいことう
小柴胡湯………………………和解少陽・解熱消炎・和胃
しょうさいことうかききょうせっこう
小柴胡湯加桔梗石膏…………清熱祛痰・利咽
しょうせいりゅうとう
小青竜湯………………………辛温解表・温肺化痰、喘咳に

166

だいじょうきとう
大承気湯……………………消熱瀉下
だいぼうふうとう
大防風湯……………………祛風湿・散寒・気血双補

□ち□
ちくじょうんたんとう
竹筎温胆湯…………………理気化痰
ちずそういっぽう
治頭創一方…………………清熱解毒、首より上
ちょういじょうきとう
調胃承気湯…………………瀉下
ちょうとうさん
釣藤散………………………平肝熄風、めまいに
ちょれいとう
猪苓湯………………………清熱利水

□と□
とうかくじょうきとう
桃核承気湯…………………清熱瀉下・活血化瘀
とうきいんし
当帰飲子……………………滋陰養血・止痒
とうきけんちゅうとう
当帰建中湯…………………血虚・腹痛に
とうきしぎゃくかごしゅゆしょうきょうとう
当帰四逆加呉茱萸生姜湯……温経通脈・養血
とうきしゃくやくさん
当帰芍薬散…………………補血活血・調経止痛・利水

□に□
にじゅつとう
二朮湯………………………祛風湿、肩関節周囲痛に
にちんとう
二陳湯………………………燥湿化痰、肺胃の痰湿に

女神散……………………………理気・清心火
（にょしんさん）

人参湯……………………………温中散寒・補気健脾
（にんじんとう）

人参養栄湯………………………気血双補
（にんじんようえいとう）

□は□

排膿散及湯………………………清熱解毒・排膿
（はいのうさんきゅうとう）

麦門冬湯…………………………滋陰肺胃、肺胃の陰虚に
（ばくもんとうとう）

八味地黄丸………………………温補腎陽・老化防止
（はちみじおうがん）

半夏厚朴湯………………………行気解欝・降逆化痰
（はんげこうぼくとう）

半夏瀉心湯………………………脾胃不和に
（はんげしゃしんとう）

半夏白朮天麻湯…………………熄風、風痰によるめまい・はきけに
（はんげびゃくじゅつてんまとう）

□ひ□

白虎加人参湯……………………気分熱盛・気虚に
（びゃっこかにんじんとう）

□ふ□

茯苓飲……………………………胃つかえ・胃ジスキネジーに、逆流性食道炎に
（ぶくりょういん）

□へ□

平胃散……………………………和胃
（へいいさん）

□ほ□

ぼういおうぎとう
防已黄耆湯……………………気虚の浮腫―発汗に
ぼうふうつうしょうさん
防風通聖散……………………表寒裏実熱・肥満に
ほちゅうえっきとう
補中益気湯……………………補気

□ま□
まおうとう
麻黄湯…………………………発汗解表
まおうぶしさいしんとう
麻黄附子細辛湯………………補陽・辛温解表・さむけに
まきょうかんせきとう
麻杏甘石湯……………………鎮咳平喘
まきょうよくかんとう
麻杏薏甘湯……………………風湿・寒に、急性期にも
ましにんがん
麻子仁丸………………………潤腸通便

□も□
もくぼういとう
木防已湯………………………肺水腫・胸水に

□よ□
よくいにんとう
薏苡仁湯………………………祛風湿・散寒
よくかんさん
抑肝散…………………………平肝熄風・補気血、いらいらに
よくかんさんかちんぴはんげ
抑肝散加陳皮半夏……………平肝熄風・補気血・理気、いらいら・はきけ

□り□
りっくんしとう
六君子湯………………………補気健脾
りゅうたんしゃかんとう
竜胆瀉肝湯……………………清肝瀉火、下焦湿熱に

170

<ruby>苓<rt>りょう</rt></ruby> <ruby>姜<rt>きょう</rt></ruby> <ruby>朮<rt>じゅつ</rt></ruby> <ruby>甘<rt>かん</rt></ruby> <ruby>湯<rt>とう</rt></ruby>………………………下焦の寒湿に

<ruby>苓<rt>りょう</rt></ruby> <ruby>桂<rt>けい</rt></ruby> <ruby>朮<rt>じゅつ</rt></ruby> <ruby>甘<rt>かん</rt></ruby> <ruby>湯<rt>とう</rt></ruby>………………………脾虚寒飲・めまいに

□ろ□

<ruby>六味丸<rt>ろくみがん</rt></ruby>（<ruby>六味地黄丸<rt>ろくみじおうがん</rt></ruby>）………清虚熱・滋補肝腎・耳鳴・めまいに

漢方処方解説

「適応証」「現代応用」の項目は、「健康保険上の適応症」という意味ではないので注意されたい。あくまでも、学問上の応用例である。項目、現代応用 ［　］内は製品番号。

　処方の分類方法は書物毎に異なるが、効能を中心に最も理解し易い形にした。

註：（処方名）は、健保適用外処方、あるいは中医方剤。

1）解表剤
<ruby>解表剤<rt>げひょうざい</rt></ruby>

　体表で発汗させることによって、悪寒・頭痛・発熱などの表証を緩解、病邪を侵入場所である皮膚・粘膜で食い止め、発病・悪化を食い止めようとする生体の持つ働きを助ける。

A. 辛温解表
<ruby>辛温解表<rt>しんおんげひょう</rt></ruby>

　風寒の邪による風寒表証の治療法で、辛い温性生薬を中心に、体質・病態にあわせ、温め、一層発汗させて、病邪からの防衛の目的を達しようとする。

1. 桂枝湯
<ruby>桂枝湯<rt>けいしとう</rt></ruby>

　1）出典：傷寒論。

2) 構成生薬：桂枝・芍薬・灸甘草・生姜・大棗。

3) 効用：解肌発表・散寒（風寒表邪を発散、発汗）、調和営衛（防御力、免疫力を増強）。抗ウイルス、抗炎症、解熱、鎮痛・鎮静、抗菌、鎮咳・去痰・平喘；体温調節、汗腺分泌調節、免疫力増強、胃腸運動調節。

4) 適応証：虚証・寒。外感風寒表虚証、外からの風寒の邪の侵入部位である体表の生気が弱く虚である証。じっとり自汗・頭痛・発熱・寒気・鼻汁・のど痛み。舌苔　白、脈　浮緩あるいは浮弱。

5) 現代応用［45］（可能性として、以下他剤も同様）：①体力虚・寒；鼻咽頭喉頭炎、気管支炎、②自汗、寝汗、多汗、③頚椎症、肩周囲炎、④アレルギー性疾患、⑤肺炎（＋麻杏甘石湯）

2．麻黄湯

1) 出典：傷寒論。

2) 構成生薬：麻黄・桂枝・杏仁・甘草。

3) 効用：発汗解表、宣肺平喘。

4) 適応証：実証・寒。風寒表実証、外からの風寒の邪が強く、迎え撃つ生体側では発汗がなく、悪寒・ふるえ・発熱・頭痛。咳痰に（杏仁）。舌苔　薄白、脈　浮緊。

5) 現代応用［27］：①上気道感染、急性気管支炎、インフルエンザ初期、②気管支喘息、③肺炎。

麻黄・桂皮で発汗、実証に。発汗過剰、脱水に注意、連用は避け

る。抗ウイルス作用も報告。

　なお麻黄の成分エフェドリンは 19 世紀長井長義により発見され
た。生薬成分の近代研究の先駆けとなった。

3．葛根湯

1）出典：傷寒論。

2）構成生薬：葛根（筋弛緩）・麻黄・桂枝・生姜・灸甘草・芍薬・
大棗。

3）効用：解肌発汗。凝った筋を軟らかくする（舒筋）

4）適応証：実中間証・寒。かぜ、無汗、頭痛（とくに後）、項部・
背部の硬直、肩こり。

5）現代応用［1］：①かぜ・上気道炎、②緊張性頭痛、③頚椎症、
肋間神経痛、腰痛症。

4．葛根湯加川芎辛夷

1）出典：日本経験方。

2）構成生薬：葛根湯＋川芎・辛夷。

3）効用：宣散通竅、かぜで、鼻つまりを伴うとき。

4）適応証：実中間証・寒。風寒鼻閉。

5）現代応用［2］：①鼻炎、副鼻腔炎。

5．小青竜湯

1）出典：傷寒論。

2）構成生薬：麻黄・白芍・細辛・乾姜・甘草・桂枝・半夏・五味
子。

3) 効用：解表散寒、温化寒飲、止咳平喘。解熱、血管拡張、血流改善。

4) 適応証：中間証・寒。風寒水飲（かぜの寒邪が入って内部には水がたまる）。時に<u>風水（特発性浮腫）</u>。悪寒・発熱・<u>無汗。水っぽい鼻汁や痰、咳</u>。舌苔　白滑、脈　浮。

5) 現代応用［19］：①気管支喘息、②急性・慢性気管支炎、③上気道炎、④アレルギー性鼻炎。

６．香蘇散
<small>こうそさん</small>

1) 出典：和剤局方。

2) 構成生薬：香附子・紫蘇葉・灸甘草・陳皮・生姜。

3) 効用：理気解表、疎風散寒、和胃止嘔。<u>気うつ・寒さ・はきけによい</u>。

4) 適応証：虚証・熱寒。外感風寒、<u>内有気滞</u>。<u>虚寒</u>。悪寒発熱頭痛無汗。胃もたれ・はきけ。<u>気の滞り</u>。舌苔　薄白、脈　浮。

5) 現代応用［70］：①かぜ、②胃炎、③<u>うつ状態</u>、更年期障害。

B．辛涼解表
<small>しんりょうげひょう</small>

　風熱の邪による風熱表証で、辛い涼性生薬を中心に、冷まして病邪防衛の目的を達しようとする。発汗作用は軽度。

１．麻杏甘石湯
<small>まきょうかんせきとう</small>

1) 出典：傷寒論。

2) 構成生薬：<u>麻黄</u>・杏仁・<u>石膏</u>・甘草。

3) 効用：清熱、清肺平喘。抗菌、抗ウイルス。解熱、止咳平喘、抗過敏反応。

4) 適応証：実証・熱。外感風邪、肺熱咳喘。発熱、咳痰、呼吸困難。発汗または無汗。舌苔　薄白あるいは黄、脈　滑数。

5) 現代応用［55］：①呼吸器疾患、せき・たん、②じんましん、かゆみ。副作用：麻黄に注意。

２．（銀翹散）
ぎんぎょうさん

（健康保険外）

1) 出典：温病条弁。

2) 構成生薬：連翹・金銀花・桔梗・薄荷・淡竹葉・甘草・荊芥・淡豆鼓、牛蒡子、芦根。

3) 効用：辛涼解表、清熱解毒。解熱、鎮痛、発汗、抗菌、抗炎症、抗免疫。

4) 適応証：風熱感冒、発熱頭痛、咳嗽、口渇、咽頭痛。

5) 現代応用：①普通感冒、②流感、③肺炎・急性気管支炎、④はしか・風疹・耳下腺炎、⑤皮膚炎、じんましん。

３．（桑菊飲）
そうぎくいん

（健康保険外）

1) 出典：温病条弁。

2) 構成生薬：桑葉・菊花・杏仁・連翹・薄荷・桔梗・生甘草・芦根。

3) 効用：疎風清熱、宣肺止咳。発汗、解熱、抗ウイルス、抗炎症、

免疫機能増強、腸蠕動亢進抑制。

  4）適応証：風熱犯肺。舌苔　薄白、脈　浮数。

  5）現代応用：①上気道感染、②急性肺炎、③百日咳、④麻疹、（⑤流行性脳炎）など。

4．升麻葛根湯
<small>しょうまかっこんとう</small>

  1）出典：万病回春。

  2）構成生薬：葛根・芍薬・升麻・甘草・生姜。

  3）効用：辛凉解表・透疹解毒。

  4）適応証：中間証・熱寒。麻疹など、未発、発疹が十分出ないもの。

  5）現代応用［101］：①麻疹など小児熱性発疹性疾患（主としてウイルス性）、②感冒初期。

5．五虎湯
<small>ごことう</small>

  1）出典：万病回春。

  2）構成生薬：麻杏甘石湯＋桑白皮。

  3）効用：清熱止咳効果を強める。

  4）適応証：実証・熱。発熱せきたん。小児に繁用。

  5）現代応用［95］：気管支炎、気管支喘息。

C．扶正解表
<small>ふせいげひょう</small>

　虚証傾向に用いる。扶正（正気を助け）、解表をはかりつつ、病邪を体表で食い止める。血流増加・代謝亢進をはかる。

178

1. 麻黄附子細辛湯

1) 出典：傷寒論。

2) 構成生薬：麻黄・附子・細辛。

3) 効用：助陽解表。散寒。利水消腫。

4) 適応証：中間虚証・寒。少陰病。風寒表証、<u>陽虚</u>。かぜで<u>寒気・悪寒が強いとき</u>。頭痛、後発熱。脈　沈。

5) 現代応用［127］：①感冒、上気道感染、（②冠動脈硬化性心疾患）、③徐脈、低血圧、④腹圧性尿失禁、（⑤慢性関節リウマチなど。）

2. （荊防敗毒湯）

1) 出典：摂生衆妙方。

2) 構成生薬：羌活・独活・柴胡・前胡・枳殻（きこく）・茯苓・荊芥・防風・桔梗・川芎・甘草。

3) 効用：発汗解表、散風祛湿、消瘡止痛。

4) 適応証：外感風寒湿邪表証、発熱、<u>悪寒、激しい頭痛項部痛、四肢しびれ痛み</u>、無汗。舌苔　薄白、脈　浮。

5) 現代応用：①感冒、インフルエンザ、②じんましん、湿疹、皮膚炎、（③慢性関節リウマチ）など。

3. 十味敗毒湯

1) 出典：華岡　青洲。

2) 構成生薬：柴胡・撲樕あるいは桜皮・桔梗・川芎・荊芥・（連翹・）防風・独活・茯苓・甘草・生姜。

3) 効用：清熱解毒・瀉火。祛風化湿。

4) 適応証：中間証。風湿熱の皮疹。

5) 現代応用［6］：①炎症性・化膿性皮膚疾患初期、②湿疹・じん
ましんの体質改善、（③化膿性疾患）。荊芥連翹湯や温清飲、
あるいは黄連解毒湯に配されることも。

4．参蘇飲
じんそいん

1) 出典：和剤局方。

2) 構成生薬：半夏・茯苓・葛根・桔梗・前胡・陳皮・大棗・人参・
甘草・枳実・蘇葉・生姜。

3) 効用：益気解表・理気化痰。

4) 適応証：虚証・熱寒・気滞・気虚・水滞。

5) 現代応用［66］：かぜ全般・元気に。

２）和解剤
わかいざい

　和法とは和解あるいは調和の作用で病邪を消除する治療法であ
る。和解とは和裏解表のことで邪が太陽病期の表から進み、半表半
裏になったときの治療法であり、また虚実夾雑、寒熱失調、また諸
臓器間の調整をするために和解法がある。とくに肝胆・脾胃の不和
を和解法で治療する。

A. 和解少陽
<small>わかいしょうよう</small>

　病邪が侵入場所から、さらに臓腑に侵入しようとする時期、半表半裏という、表証でも裏証でもない時期に、侵入場所と臓腑の両面で、生体の防衛・修復能力を助ける。適応する症状として寒熱往来（熱かったり寒かったり）、胸脇苦満<small>きょうきょうくまん</small>（左右、特に右季肋部痛）が特徴。

1．小柴胡湯
<small>しょうさいことう</small>

1) 出典：傷寒論。

2) 構成生薬：柴胡・黄芩・人参・半夏・甘草・生姜・大棗。

3) 効用：和解少陽、胆熱犯胃（肝胆の熱が胃を犯す）。実験的急性・慢性肝障害抑制作用；肝細胞保護作用；肝繊維化抑制作用；肝再生促進作用；胆石形成予防；血糖降下作用；胃粘膜保護；抗炎症解熱作用；抗肝腫瘍；免疫増強作用；抗高脂血・抗血小板凝集、自律神経調節、鎮静、消炎、解熱。

4) 適応証：中間証・熱。①<u>風寒散漫少陽。少陽病、胸肋苦満（季肋部痛・肋骨弓に沿って苦しい）</u>、胆熱犯胃、心煩喜嘔。口渇、口苦、眩しさ、はきけ・嘔吐、食欲不振。②<u>熱入血室。往来寒熱。胸肋痛・下腹部痛。意識障害。</u>舌苔　薄白、脈　弦。

5) 現代応用［9］：①急性・慢性肝炎、急性・慢性胆嚢炎、②急性・慢性呼吸器疾患、滲出性胸膜炎、③気管支喘息、④抑鬱症など。

小柴胡湯はじめ柴胡剤などの肝疾患に対する現代応用について我が国には実験的にも臨床的にも多くの成績が蓄積されている。漢方薬でも、肝障害など、副作用があり得ることは、すでに警鐘が鳴らされていたが、間質性肺炎による犠牲者が出た。柴胡剤、とくに小柴胡湯を服用した方2万5千人に一人の割合で発病。漢方薬のより賢明な用い方についての強い反省が生まれた。柴胡剤を3週間以上の服用をする場合は、効果・副作用の定期的検査、咳などに対して、必要があれば、胸部X線・CT検査などを行い、速やかに対応するのを習慣化した上で、漢方の良さは享受すべきであろう。なお、一般の間質性肺炎の原因は多様で、原因不明のことも多いが、漢方的なファーストチョイスは小柴胡湯とされている。まさに諸刃の剣とも云える。うまく善用すべきである。

　実験的肝硬変動物の肝がん発生率を減らすとされるが、上記の理由により、臨床的には、インターフェロン製剤使用中、あるいは肝硬変・肝がんの場合、小柴胡湯は使用できず、慢性肝炎でも、血小板数が10万／㎟以下で肝硬変が疑われる場合は小柴胡湯禁忌になっている。

2．柴胡桂枝湯

1）出典：傷寒論。
2）構成生薬：柴胡・黄芩・半夏・人参・生姜・桂皮・甘草・大棗・芍薬。
3）効用：和解少陽、解肌退熱。催眠、胃酸抑制、抗炎症、免疫機

能増強。

4) 適応証：中間虚証・熱・気滞気虚。太陽少陽合病、発熱、微悪寒、四肢痛、はきけ。

5) 現代応用［10］：②消化性潰瘍、③肝炎、④胆嚢炎、胆石症、（⑤てんかん）。

肝胆疾患などに用いる際、<u>腹痛、四肢痛</u>などがある時に適している。副作用については小柴胡湯と同様の注意が必要。

3．大柴胡湯 (だいさいことう)

1) 出典：金匱要略。

2) 構成生薬：柴胡・黄芩・芍薬・半夏・枳実・大黄・大棗・生姜。

3) 効用：（1）和解少陽：保肝・胃腸痙攣抑制・胸脇苦満、（2）内瀉熱結：解熱・瀉下、（3）その他：抗高脂血・抗動脈硬化・血小板凝集抑制・抗脂肪肝。

4) 適応証：実証・熱・気滞。少陽・陽明合病。寒熱往来・胸脇苦満・嘔吐不止。心下痞鞕、舌苔　黄、脈　弦数有力。

5) 現代応用［8］：①胆石症、急性・慢性胆嚢炎、急性・慢性肝炎、膵炎、②消化性潰瘍、逆流性食道炎、②脂質異常症、高脂血症、脂肪肝、肥満症。

大黄が含まれ、瀉下作用がある。下痢すれば量を減らす。「大柴胡湯去大黄」という処方もある。

脂質代謝改善など、肝胆膵疾患以外に、応用の道が広い。副作用のチェックについては、小柴胡湯と同様。

4．柴苓湯 <ruby>さいれいとう</ruby>

1) 出典：世医得効方。

2) 構成生薬：<u>小柴胡湯　合　五苓散</u>。

3) 効用：和解少陽、<u>利水</u>。

4) 適応証：中間証、熱、水滞。半表半裏証で浮腫・乏尿あるいは嘔吐・下痢など水湿がとどまる時。舌　白、脈　弦滑。

5) 現代応用［114］：①糖尿病性腎症（蛋白尿減少）、急性腎炎、②急性胃腸炎、③炎症性腸疾患＋半夏瀉心湯（井斎）。

5．柴朴湯 <ruby>さいぼくとう</ruby>

1) 出典：日本経験方。

2) 構成生薬：<u>小柴胡湯　合　半夏厚朴湯</u>。

3) 効用：疎肝解鬱、補気健脾、理気降逆、祛痰止咳、和解少陽。

4) 適応証：中間証・熱・気虚気滞。少陽病で<u>痰湿</u>。小柴胡湯の証に、咳嗽・喀痰・喘鳴・呼吸困難あるいは悪心、上腹部膨満感を伴う時。

5) 現代応用［96］：<u>気管支喘息</u>、気管支炎、②胃炎、③不安神経症。陰虚には使えない。

6．柴陥湯 <ruby>さいかんとう</ruby>

1) 出典：日本経験方。

2) 構成生薬：小柴胡湯に黄蓮・括楼仁を加える。<u>小柴胡湯　合　小陥胸湯</u>。

3) 効用：和解少陽、清熱化痰。

4）適応証：中間証・熱。半表半裏証で、熱痰。胸痛・黄色の喀痰・胸内苦悶など。舌苔　黄、脈　滑数。

5）現代応用［73］：①急性気管支炎・肺炎、胸膜炎、インフルエンザ。　ぜひ胸部X検査など。

7．柴胡桂枝乾姜湯

1）出典：傷寒論。

2）構成生薬：柴胡・桂枝・乾姜・括楼根・黄芩・牡蛎・灸甘草。

3）効用：和解少陽、温裏祛寒。

4）適応証：虚証・熱・寒・気滞。胸脇苦満、往来寒熱、口渇、発汗、寒多、微熱、気滞・神経過敏。

5）現代応用［11］：①胆嚢炎、②更年期障害、神経症、不眠症、③長引く気管支炎など。

B．調和肝脾（疎肝解鬱・健脾・理気）

肝気鬱結（大脳辺縁系・間脳・自律神経系の過緊張状態・失調状態、抑うつ・精神不安定）が脾（胃腸系）に及ぼした「肝脾不和」に対しての治療剤である。肝（神経系統を含む）と脾（消化器）の機能を健全にする。

現代医学的な単なる肝臓と伝統医学的概念の肝とを混同しないよう注意を要する。この系列とAの和解半表半裏剤とは、疎肝・解鬱などの作用で共通の点がある。

1. 芍薬甘草湯
しゃくやくかんぞうとう

出典：傷寒論。

構成生薬：白芍薬・甘草（6g／日）。

3）効用：（1）柔肝舒筋（肝は筋を司る）、筋痙攣緩和、腹痛軽減、胃酸分泌抑制。（2）緩急止痛。骨格筋弛緩。

4）適応証：筋脈攣急、傷寒傷陰。腿脚攣急、心煩、肝鬱気滞・肝脾不和、腹痛。

5）現代応用［68］：筋痙攣、①胃腸痛、胃炎、消化性潰瘍、腸炎、痔疾患、②胆嚢炎、膵炎、③尿路結石の疼痛、④腓腹筋痙攣（こむらがえり）、腰腿痛、がん晩期疼痛、⑤女性不妊症・生理不順、⑥頭痛、神経痛。

この方剤は、他と少し異なり、鎮痙・筋弛緩作用に特徴がある。しかも平滑筋においても、横紋筋においても強力で、前者ではブスコパン以上といわれる。構成生薬の数が少ない方が切れ味がいいという見本である。

主として頓服的に用いられる。長期服用では甘草の偽性アルドステロン症（むくみ・血圧上昇など）の副作用に注意。甘草計10g／日の場合、要注意とされる。

なお中国では、芍薬を白芍と赤芍に分け、前者は芍薬の根の外皮を除去乾燥、柔肝止痛・補血補陰の作用。血虚による四肢筋肉痙攣に用いる。一方、赤芍は通瀉、清熱凉血・祛瘀止痛の作用。

２．四逆散 <small>しぎゃくさん</small>

1) 出典：傷寒論。

2) 構成生薬：炙甘草・枳実・柴胡・芍薬。

3) 効能：透邪解鬱、疎肝理脾。胃腸機能改善、強心、抗不整脈、抗高血圧、脳血管血流改善、抗動脈硬化。

4) 適応証：中間証・寒・気鬱。肝失疎泄、肝脾不和、気鬱致厥。肝気欝結、<u>手足厥冷</u>。舌　紅、苔　黄、脈　弦細。

5) 現代応用［35］：①肝炎、胆嚢炎、胆石症、胃炎、消化性潰瘍、②生理不順、更年期障害、インポテンツ、膀胱機能障害、③てんかん。

柴胡自体に鎮静鎮痛消炎作用・免疫調整作用、かつ肝細胞保護修復作用のあることは興味深い。

３．当帰芍薬散 <small>とうきしゃくやくさん</small>

1) 出典：金匱要略。

2) 構成生薬：当帰・白芍・茯苓・白朮・沢瀉・川芎。

3) 効用：<u>補血活血、健脾利水、調血止痛</u>。疎肝解欝、間脳下垂体性腺機能調節、血液粘度低下、微小循環改善。

4) 適応証：中間証虚証・瘀血血虚・水滞。肝血虚、脾虚湿滞。舌淡紅胖、舌苔　白、脈　細滑。

5) 現代応用［23］：①狭心痛、めまい、血圧異常、②腎炎、過活動膀胱、③消化性潰瘍、慢性肝炎、④生理前緊張・浮腫、機能性子宮出血、不妊症、習慣性流産、妊婦の腹痛・浮腫、妊娠中

187

毒症、更年期障害、冷え性、⑤認知症改善、⑥痔核、⑦腰痛、坐骨神経痛。

　安全性が比較的高く、生理不順、不妊、妊娠中腹痛・浮腫、更年期障害、更に認知症状改善予防など広く用いられる。我が国での成績が多い。

4．加味逍遥散
<ruby>加味逍遥散<rt>かみしょうようさん</rt></ruby>

1）出典：内科適要。

2）構成生薬：柴胡・当帰・白芍・白朮・茯苓・灸甘草・生姜・薄荷・牡丹皮・山梔子。

3）効能効果：疎肝解鬱、健脾補血、調経、清熱涼血。保肝、性腺ホルモン様作用、胃腸運動改善。

4）適応証：中間証虚証・熱寒・気滞・瘀血血虚・水滞。肝気鬱血、血虚、脾虚、肝脾不和、瀉火。気血両虚の肝気鬱結に熱証。舌紅、舌苔　黄、脈　弦虚細数。寒熱往来、頭痛、口渇、いらいら、ほてり、のぼせ、不眠、寝汗、生理不順。冷えのぼせ。

5）現代応用［24］：①慢性肝炎・肝硬変、胆嚢炎、口内炎、②乳腺症・高プロラクチン血症・卵巣嚢腫・生理不順・更年期障害、③女性乳房・前立腺炎、④糖尿病・単純性甲状腺腫・高脂血症・高血圧症、老年者のふるえ、⑤中心性漿液性脈絡膜網膜炎・球後視神経炎・視神経萎縮、⑥鼻出血・歯茎出血、⑦にきびなど。

C. 調和脾胃

病邪が胃腸の機能失調を起こしている状態に対し、健全にする。悪心・嘔吐、腹部膨満・腹痛・下痢などを改善する。

1. 半夏瀉心湯
<ruby>はんげしゃしんとう</ruby>

1) 出典：傷寒論。

2) 構成生薬：半夏・黄芩・黄連・乾姜・人参・灸甘草・大棗。

3) 効用：和胃降逆（胃を和らげる）、除痞（<u>つかえ、かたまりを取る</u>）。<u>乾燥させる</u>力が大きい。

4) 適応証：中間証・熱・寒・気虚。脾胃不和、心下痞硬、脾胃湿熱。<u>はきけ、嘔吐、腹鳴、下痢</u>。舌苔　白あるいは微黄、脈滑。

5) 現代応用［14］：①急性・慢性胃炎、②消化性潰瘍、消化管出血、③口内炎、④過敏性腸症候群、⑤抗がん剤による下痢。

胃内視鏡の発達普及や、薬剤もプロトンポンプインヒビターやH2受容体拮抗剤の出現で、胃十二指腸潰瘍の治療法は大幅に改革され、また、ヘリコバクターピロリ菌の除菌法の発展で漢方の出番は狭められたが、広く消化管疾患において、個々の症状に効いて、マイルドに修復するという漢方の利点が応用される場面は、今も決して少なくない（他項目参照）。

2. 黄連湯
<ruby>おうれんとう</ruby>

1) 出典：傷寒論。

2) 構成生薬：黄連、灸甘草、乾姜、桂枝、人参、半夏、大棗。

3) 効用：清上温下、和胃降逆。

4) 適応証：実証中間証・熱寒・気虚。胸中有熱、胃中有寒（上熱下寒）。脾胃不和。はきけ、腹痛、腹鳴、下痢。舌苔　白滑、脈　弦。

5) 現代応用［120］：①胃潰瘍、萎縮性胃炎、口内炎、②急性・慢性胃腸炎。

3）清熱剤
せいねつざい

　病邪（病原体など）が表から裏に入って起こした炎症を抑え、裏熱を鎮める。寒証には使えない。副作用として胃腸障害などがあり得るので、一般に長期には用いない。

　なお、温病とは、葉天士に発する概念で、温邪によって引き起こされる種々の急性熱病であり、季節によって異なる。
うんびょう

　営（え）気衛血弁証では、気分・衛分・営分・血分の証があり。清熱剤の理解の参考になるが、詳細は専門書に譲る。

A．清気分熱
　病邪が臓腑（気分）に入った状態で、熱を鎮め、炎症を抑える。

1．白虎加人参湯
びゃっこかにんじんとう

1) 出典：傷寒論。

2）構成生薬：石膏・知母・甘草・粳米・人参。

3）効用：<u>清熱、益気、生津</u>。血糖降下作用。

4）適応証：実証中間証・熱・津液不足。肺胃熱盛、気虚。<u>多汗</u>、身熱、微悪寒、<u>口渇</u>。舌　紅　乾燥、舌苔　黄、脈　洪大。

5）現代応用［34］：①糖尿病、②口内炎、口腔咽頭乾燥症、シェーグレン症候群、③肺炎。

２．桔梗石膏
（ききょうせっこう）

1）出典：日本経験方。

2）構成生薬：桔梗・石膏。

3）効用：清熱宣肺・祛痰排膿・利咽。

4）適応証：中間証・熱。肺気熱鬱による<u>咽頭痛・嗄声</u>・咳嗽・粘痰。咽頭痛には<u>即効的に有効</u>。

5）現代応用［324］：①急性上気道炎、扁桃炎、扁桃周囲炎、②急性気管支炎。

註：単独に用いられることは少なく、葛根湯や小柴胡湯などに配合する（<u>小柴胡湯加桔梗石膏</u>［109］）。

B.　清熱解毒
（せいねつげどく）

病邪が臓腑（<u>三焦</u>※）に入った状態の熱・炎症を鎮め、毒を除く（清熱・瀉火・解毒）。

※上焦（咽喉から横隔膜）・中焦（脾胃）・下焦（肝腎・小腸大腸・膀胱）。

1. 黄蓮解毒湯
<ruby>おうれんげどくとう</ruby>

1) 出典：外台秘要。

2) 構成生薬：黄連・黄柏・黄芩・山梔子。

3) 効用：瀉火解毒、清化湿熱、涼血止血。抗菌、抗細菌毒素、解熱、抗炎症、免疫調節、降圧、記憶増進、抗潰瘍。

4) 適応証：実証中間証・熱・気滞。①三焦の実火（全身の炎症）：肝胆湿熱、脾胃温熱、膀胱温熱。発熱、口渇、不眠、錯誤、下痢、黄疸。②血熱（出血・発疹）：吐血、鼻血。③心火旺：いらいら、のぼせ、口渇。舌　紅、舌苔　黄、脈　数　有力。

5) 現代応用［15］：①口内炎、急性腸炎、大腸炎；急性肝炎；腎盂腎炎；敗血症；中耳炎など、②高血圧症（長期は西洋薬で）、脳血管障害、脳卒中後遺症、③三叉神経痛、④皮膚疾患、紅班、銀屑症、掌蹠膿疱症、⑤老年における不安・焦燥、⑥出血：鼻血、喀血、吐血、下血など。但し、もとより現代医学的処置は必須。

2. 温清飲
<ruby>うんせいいん</ruby>

1) 出典：万病回春、森　道伯。

2) 構成生薬：黄芩・黄連・黄柏・当帰・白芍（補血）・熟地黄（滋陰）・川芎・山梔子。

3) 効用：補血活血・清熱解毒。抗消化性潰瘍、IV型アレルギー抑制。

養血の四物湯に清熱解毒の黄蓮解毒湯を加えた。

4) 適応証：中間証・熱・気滞。三焦熱毒・血虚、血熱。<u>皮膚乾燥</u>。
　舌　　紅赤、舌苔　黄、脈　　細数。

5) 現代応用［57］：①湿疹、じんましん、紅斑、アトピー性皮膚炎、膿疱疹、日光性皮膚炎、老人性皮膚瘙痒、尋常性乾癬、掌蹠膿疱症、黒皮症、肝斑、膠原病など、②反復性口内炎、③生理不順、機能性子宮出血、更年期障害。

6) 森　道伯（1867－1931）は、温清飲を基本にして少年・青年・壮年の血虚体質での炎症傾向に、体質改善薬としてそれぞれ柴胡清肝湯、荊芥連翹湯、竜胆瀉肝湯をつくった。用いるにあたって必ずしも年齢にこだわるべきでないが、体質改善剤として特異的なもので、中医学書でも記載されている。

３．柴胡清肝湯
<small>さいこせいかんとう</small>

1) 出典：一貫堂、森　道伯。

2) 構成生薬：当帰・白芍・熟地黄・川芎・柴胡・黄芩・黄蓮・黄柏・山梔子・連翹・桔梗・牛蒡子・天花粉・薄荷・甘草。

3) 効用：<u>清熱解毒、祛風排膿、養血</u>。清熱解毒の温清飲プラス祛風熱・解毒排膿の生薬を加えている。

4) 適応証：中間証・熱・気滞。血虚、血熱。

5) 現代応用［80］：中耳炎・扁桃炎・皮膚化膿症などを繰り返す場合、アトピー性皮膚炎、食物アレルギーなど、<u>体質改善</u>に。疳の強い子。アレルギー体質などの改善にも応用されるが、病態や構成生薬から言って、症状・徴候・検査結果など効果

と副作用など、経過を十分チェックする必要がある。

4．荊芥連翹湯
けいがいれんきょうとう

1）出典：一貫堂、森　道伯。

2）構成生薬：当帰・白芍・熟地黄・川芎・黄連・黄耆・黄柏・山
梔子・連翹・荊芥・防風・薄荷・枳穀・甘草・柴胡・桔梗・白
芷。

3）効用：<u>清熱解毒、祛風排膿、養血</u>。<u>祛風排膿に重点</u>。鎮痛も。

4）適応証：中間証・熱。血虚、血熱。風熱毒邪が肝胆三焦に瀰
漫、耗血を伴った時。<u>瘙痒、化膿</u>。

5）現代応用［50］：①アトピー性皮膚炎、膿疱疹、じんましん、
<u>にきび</u>、②<u>蓄膿症</u>、慢性扁桃炎。

5．清上防風湯
せいじょうぼうふうとう

1）出典：万病回春。

2）構成生薬：防風・荊芥・連翹・山梔子・黄連・黄芩・薄荷・川
芎・白芷・桔梗・枳穀・甘草。

3）効用：祛風、清熱解毒、排膿、止痛、止痒。抗菌、鎮静、皮疹
の消退。

4）適応証：実証・熱。<u>上焦風熱の皮疹</u>。表熱の<u>頭痛</u>。舌　紅、舌
苔　黄、脈　浮数。

5）現代応用［58］：①<u>化膿性発疹</u>、フルンケル、にきび、(②イン
フルエンザ)。

６．辛夷清肺湯

1) 出典：外科正宗。

2) 構成生薬：辛夷・枇杷葉・黄芩・山梔子・知母・石膏・升麻・百合・麦門冬。

3) 効用：清熱・通竅（孔が通る）、滋陰、潤肺化痰。

4) 適応証：実証中間証・熱。肺熱の鼻閉。鼻だけはしない。

5) 現代応用［104］：①慢性鼻炎、慢性副鼻腔炎、鼻腔ポリープ、②慢性気管支炎、気管支拡張症。

７．桔梗湯

1) 出典：傷寒論。

2) 構成生薬：桔梗・甘草。

3) 効用：清熱解毒、祛痰排膿。咽頭喉頭痛。

4) 適応証：証選ばず・熱。肺熱。舌苔　微黄、脈　数。

5) 現代応用［138］：①扁桃咽喉頭炎。他剤に併用。炎症が強い時は桔梗石膏を。

８．排膿散及湯

1) 出典：吉益東洞経験方。

2) 構成生薬：桔梗・甘草・枳実・芍薬・大棗・生姜。

3) 効用：清熱解毒・祛痰排膿・和胃。炎症を引かせる。

4) 適応証：中間証・熱。炎症化膿。

5) 現代応用［122］：化膿性皮膚炎、口内炎症。要すれば抗生剤併用。

C. 清熱祛湿

1. 茵蔯蒿湯
   <ruby>いんちんこうとう</ruby>

   1）出典：傷寒論。

   2）構成生薬：茵蔯・山梔子・大黄。

   3）効用：<u>清熱、利湿、退黄。</u>利胆・排石、肝保護、抗高脂血。

   4）適応証：実証・熱。<u>肝胆湿熱、黄疸。</u>舌苔　黄膩、脈　沈数あるいは滑数。

   5）現代応用［135］：①急性肝炎、慢性肝炎、肝がん（併用）、②胆石症、胆道炎、原発性胆汁性胆管炎、③にきび、じんましん、帯状疱疹、天庖瘡。

2. 茵蔯五苓散
   <ruby>いんちんごれいさん</ruby>

   1）出典：金匱要略。

   2）構成生薬：<u>五苓散</u>（茯苓・白朮・猪苓・沢瀉・桂枝）に加えて<u>茵蔯蒿。</u>
   茵蔯蒿湯から大黄・山梔子が除かれている。

   3）効用：利湿清熱。

   4）適応証：中間証・熱寒・水滞。<u>脾胃湿熱。</u><u>黄疸、</u>嘔吐、腹痛、下痢。口渇。舌　紅、舌苔　微黄膩、脈　滑。

   5）現代応用［117］：①急性肝炎、急性胆嚢炎、急性膵炎、②急性胃腸炎。

3. （荊防敗毒湯）
<small>けいぼうはいどくとう</small>

1) 出典：摂生衆妙方。

2) 構成生薬：羌活・独活・柴胡・前胡・枳殻（きこく）・茯苓・
   荊芥・防風・桔梗・川芎・甘草。

3) 効用：発汗解表、散風祛湿、消瘡止痛。

4) 適応証：外感風寒湿邪表証、発熱悪寒、頭痛項部痛、無汗。舌
   苔　薄白、脈　浮数。

5) 現代応用：①感冒、流感、②蕁麻疹、湿疹、皮膚炎。

4. 十味敗毒湯
<small>じゅうみはいどくとう</small>

1) 出典：漢方医学、華岡　青洲。

2) 構成生薬：柴胡・独活・桜皮・防風・桔梗・川芎・茯苓・荊芥・
   甘草・生姜。

3) 効用：疎風解毒。

4) 適応証；中間証・熱。風寒湿熱の皮疹。

5) 現代応用 [6]：①化膿性疾患、②皮膚疾患初期、③アトピー性
   皮膚炎・湿疹・じんましんの体質改善、③風寒湿熱、荊防敗毒
   湯の代わり。

5. 治頭瘡一方
<small>ちずそういっぽう</small>

1) 出典：香川　修庵経験方。

2) 構成生薬：連翹・蒼朮・川芎・防風・忍冬藤・荊芥・甘草・紅
   花・大黄。

3) 効用：祛風、清熱解毒、活血化湿。

4）適応証：実証中間証・熱。<u>風湿熱の皮疹</u>、膿疱・水疱。

5）現代応用［59］：①湿疹、アトピー性皮膚炎、とくに首より上。

6．乙字湯
<small>おつじとう</small>

1）出典：原 南陽経験方、方函口訣。

2）構成生薬：当帰・柴胡・升麻・黄芩・大黄・甘草。

3）効用：祛除血分湿熱瘀熱。活血。

4）適応証：中間証・熱。血分の湿熱・瘀熱に伴う痔核・脱肛、下血、陰部かゆみ。

5）現代応用［3］：①<u>痔核、脱肛</u>、②陰部瘙痒。

D．清臓腑熱
<small>せいぞうふねつ</small>

臓腑の熱をさます。

1．三黄瀉心湯
<small>さんおうしゃしんとう</small>

1）出典：金匱要略。

2）構成生薬：黄連・黄芩・大黄。

3）効用：清心瀉火、解毒、清熱化湿。消炎、抗菌、抗ウイルス、鎮静、降圧。

4）適応証：実証・熱。①心火旺。<u>不眠、焦燥</u>。②血熱。<u>出血</u>（鼻出血・吐血・喀血）。③三焦熱毒積滞。<u>脾胃湿熱、肝胆湿熱</u>。目の充血、口内炎。舌 紅絳、舌苔 黄、脈 数。

5）現代応用［113］：黄連解毒湯に準じる。瀉下作用がある。

2．清心連子飲
（せんしんれんしいん）

1) 出典：和剤局方。

2) 構成生薬：黄芩・麦門冬・地骨皮・車前子・灸甘草・蓮肉・白茯苓・黄耆・人参。

3) 効用：益気滋陰、清心火、止淋濁。血糖降下作用。

4) 適応証：虚証・寒熱。心火上炎（心の火が上昇燃える、気陰両虚、湿熱下注。腎陰不足、口舌乾燥、煩燥発熱。排尿異常感。

5) 現代応用［111］：①非感染性尿道症状、②声帯結節。

3．竜胆瀉肝湯
（りゅうたんしゃかんとう）

1) 出典：医方集解＋、森　道伯。

2) 構成生薬：竜胆草・黄芩・山梔子・沢瀉・木通・車前子・当帰・生地黄・（柴胡）・甘草など。

3) 効用：清三焦湿熱、とくに清下焦湿熱、瀉肝胆実火。とくに膀胱・尿路系、前立腺などの炎症に用いられる。抗菌、抗炎症、抗過敏性、免疫調整、消化機能改善、降圧利尿。

4) 適応証：実証・熱。胆実火上炎。（偏）頭痛、耳鳴り・難聴、眼赤、脇痛、筋やせ、寝汗。

5) 現代応用［76］：①急性感染症：肝胆疾患、泌尿系感染・睾丸炎・前立腺炎、百日咳、唾液腺炎、舌炎、中耳炎、角膜炎、②皮膚疾患：帯状疱疹、湿疹、薬疹。③出血、（④高血圧症、⑤甲状腺機能亢進症、⑥急性白血病）、⑦神経痛、坐骨・三叉神経痛、レーノー病。

森　道白：当帰・川芎・白芍・熟地黄・黄連・黄芩・黄柏・山
梔子・連翹・薄荷・防風・車前子・木通・沢瀉・竜胆草。

<ruby>清虚熱<rt>せいきょねつ</rt></ruby>

E. **清虚熱**

陰虚・陽虚・気虚・血虚によって生じる発熱を治する。

1. **滋陰降火湯**（じいんこうかとう）

1）出典：万病回春。

2）構成生薬：当帰・芍薬・生地黄・熟地黄・天門冬・麦門冬・白
朮・陳皮・黄柏・知母・灸甘草・生姜・大棗。

3）効用：滋陰降火。

4）適応証：虚証・熱・血虚・津液不足。肺腎陰虚、陰虚火旺。<u>虚
であって熱がある時</u>。
からせき、口渇、寝汗、ほてり、のぼせ、ふらつき。舌　紅
燥、舌苔少ない、脈　細数。

5）現代応用［93］：①慢性気管支炎、気管支拡張症など。

4）**治風剤**（ちふうざい）

風病とは、急激に発生したり、変動したりする病変を指すが、外
風は、風邪が侵入して停滞し、風寒・風熱・風湿などの病変を起こ
す。内風は、臓腑の病変によって、内に発生する風病で、肝の疏泄
失調によって起ることが多い。外風は疎散させ、内風は平熄させる。

A．疎散外風
_{そさんがいふう}

１．川芎茶調散
_{せんきゅうちゃちょうさん}

1) 出典：和剤局方。

2) 構成生薬：川芎・荊芥・白芷・羌活・甘草・細辛・防風・薄荷・（香附子）。

3) 効用：疎風止痛。鎮痛・鎮静・解熱・抗炎。ドーパミン受容体刺激。

4) 適応証：体力にかかわらず・熱寒。風寒の頭痛、頭痛、偏頭痛、悪寒発熱。舌苔　薄白、脈　浮。

5) 現代応用［124］：①血管性頭痛、②頚椎症、③上気道炎、（インフルエンザ）、④パーキンソン病。

２．消風散
_{しょうふうさん}

1) 出典：外科正宗。

2) 構成生薬：当帰・生地黄・防風・蝉退・知母・苦参・胡麻仁・荊芥・蒼朮・牛蒡子・石膏・生甘草・木通。

3) 効用：疎風養血、清熱除湿、止痒。

4) 適応証：実証中間証・熱。風湿熱毒。湿疹、風疹

5) 現代応用［22］：①じんましん、湿疹、各種皮膚炎、皮膚瘙痒症、②急性腎炎、③結膜炎。

初期の紅い発疹から、紅斑、水疱、膿疱、粃糠など広い範囲・段階の皮疹が存在する時によい。

B. 平熄内風
_{へいそくないふう}

　内風には今日の「脳卒中」（脳出血・脳梗塞）が含まれ、脳卒中の病因病態が解明される前に、今日の高血圧・頭痛・不安・いらいら・認知症に有効な生薬処方が見出されていたとは、ただただ驚く他ない。

１．釣藤散
_{ちょうとうさん}

　1）出典：普済本事方。

　2）構成生薬：釣藤・陳皮・半夏・麦門冬・茯苓・ぶくしん・人参・菊花・防風・灸甘草・石膏・（乾生姜）。

　3）効用：清熱・平肝熄風、健脾益気。

　4）適応証：中間証・虚証・熱。肝陽頭暈、めまい、頭痛。気虚。

　5）現代応用［47］：①高血圧症、②老年性痴呆症、アルツハイマー型痴呆。脳血管性障害後遺症、③難治性耳鳴、慢性頭痛、特に朝の頭痛、めまい、不眠。

　軽症の高血圧なら本剤のみでも下がるが、通常アムロジピンなどに併用し、血圧の安定化、西洋薬降圧剤の節約作用を期待する。

　アミロイド・ベータ重合抑制や分解促進、ヒトでのフリーラディカルや脂質酸化物の低下作用などが報告されている（丸山哲弘・杵渕彰）。

２．抑肝散
_{よくかんさん}

　1）出典：保嬰撮要。

202

2) 構成生薬：釣藤鈎・柴胡・当帰・川芎・白朮・茯苓・灸甘草。

3) 効用：平肝熄風、疎肝健脾、補気血。

4) 適応証：中間証・気滞。気血両虚の肝陽化風。いらいら、怒り、頭痛、めまい、震え、不眠。舌　紅、舌苔　白、脈　弦細数。

5) 現代応用［54］：①小児ひきつけ・チック、②<u>自律神経失調症、神経症、更年期障害</u>、③<u>高血圧症、脳血管障害</u>、④パーキンソン症候群、⑤アルツハイマー症候群など認知症、⑥術後譫妄(せん)など。

アルツハイマー病・レビー小体型認知症・脳血管性認知症などでの有効性が報告され、動物実験でもアミロイドベータ蛋白抑制や海馬の再生など報告されている。臨床的にも効果が実感できる方剤の一つである。胃腸の弱い方には、「抑肝散加半夏陳皮」（日本経験方）［83］がある。

３．当帰飲子 (とうきいんし)

1) 出典：済生方。

2) 構成生薬：当帰・白芍・川芎・生地黄・白蒺藜(びゃくしつり)・防風・荊芥・何首烏(かしゅう)・黄耆・灸甘草。

3) 効用：滋陰養血・祛風止痒；補血潤燥(しょう)・止痒。

4) 適応証：虚証。血虚生風。<u>皮膚が乾燥</u>、萎縮性。かさかさ、<u>かゆみ</u>　舌　暗紅、舌苔　少、脈　細。

5) 現代応用［86］：①老人性皮膚乾燥症、②ふらつき・めまい。

4．七物降下湯 <ruby>しちもつこうかとう</ruby>

1) 出典：修琴堂。

2) 構成生薬：芍薬・当帰・黄耆・地黄・川芎・釣藤鈎・黄柏。

3) 効用：補血益気・熄風。

4) 適応証：虚証・血虚。

5) 現代応用［46］：高血圧症、とくに拡張期圧の高いもの（井斎）。

5）祛湿剤 <ruby>きょしつざい</ruby>

A. 燥湿和胃 <ruby>そうしつわい</ruby>
1．平胃散 <ruby>へいいさん</ruby>

1) 出典：和剤局方。

2) 構成生薬：蒼朮・厚朴・陳皮・甘草 （・生姜・大棗)。

3) 効用：<u>燥湿健脾、行気和胃</u>、胃もたれ、消化不良、げり。

4) 適応証：中間証・熱寒。腹部膨満、食思不振。舌苔　白膩厚、
脈　緩。

5) 現代応用 ［79］：①急性・慢性胃炎。

使いやすい。
2．胃苓湯 <ruby>いれいこん</ruby>

1) 出典：万病回春。

2) 構成生薬：<u>平胃散　合　五苓散</u>。

3) 効用：燥湿運脾、<u>利水止瀉</u>。

4) 適応証：中間証・熱寒・水滞。湿困脾胃。<u>悪心嘔吐、水様下痢。</u>

5) 現代応用［115］：①急性胃腸炎、②過敏性腸症候群下痢型（井齋）。

B. 利水滲湿

利尿を図り、水腫・下痢・尿閉などに対応する。

1．五苓散

1) 出典：傷寒論。

2) 構成生薬：猪苓・沢瀉・白朮・茯苓・桂枝。

3) 効用：<u>降圧、利尿</u>。尿路結石予防。

4) 適応証：中間証・水滞。表証、水湿内停。頭痛・発熱。舌苔白、脈　浮。

5) 現代応用［17］：①浮腫を伴う腎炎・肝硬変・心不全；脳浮腫、②下痢、嘔吐、③メニエール症候群、④多発性硬化症、⑤硬膜外血腫術後再発予防。

本剤は、細胞への水の出入りに関係するアクアポリンを介して細胞レベルで効くことが明らかになっている。脳・腸管などが作用部位である。

利尿剤としてのみならず、向精神薬多用の下痢に顕著な効果（治癒）を見た例がある。

2．茵蔯五苓散

1) 出典：金匱要略。

2）構成生薬：五苓散に茵蔯蒿を加える。

3）効用：利湿退黄。

4）適応証：中間証・熱寒・水滞。<u>湿熱、黄疸</u>、小便不利。

5）現代応用［117］：①肝炎、アルコール性肝障害、②胆嚢炎、③胆石症。

3．柴苓湯
さいれいとう

1）出典：世医得効方。

2）構成生薬：小柴胡湯（柴胡・黄芩・半夏・人参・甘草・大棗・生姜）合五苓散（沢瀉・茯苓・猪苓・白朮・桂枝）。

3）効用：和解少陽、利水。

4）適応証：中間証・熱・水滞。少陽湿熱証。半表半裏。水様下痢。

5）現代応用［114］：①急性胃腸炎、②<u>腎炎、ネフローゼ、糖尿病性腎症（アルブミン尿改善)</u>、③慢性関節リウマチ、④<u>潰瘍性大腸炎</u>、⑤肝炎、⑥全身性エリテマトーデス。

4．猪苓湯
ちょれいとう

1）出典：傷寒論。

2）構成生薬：猪苓・茯苓・滑石・沢瀉・阿膠。

3）効用：利水清熱、滋陰、止血。

4）適応証：虚実にかかわらず・熱・水滞。<u>水熱瘀互結。下焦湿熱</u>。

5）現代応用［40］：①慢性腎炎、②尿路感染症、③肝硬変腹水、④特発性浮腫（私ども）。

漢方薬では利水作用が最も強力な方に入る。これのみで効くが、ラシックスやアルダクトンＡの節約効果もある。

５．防已黄耆湯
<ruby>防已黄耆湯<rt>ぼういおうぎとう</rt></ruby>

1) 出典：金匱要略。

2) 構成生薬：防已・黄耆・白朮・甘草（・生姜・大棗）。黄耆・白朮は補気薬であるが、ともに止汗に働く。

3) 効用：益気祛風、健脾利水。

4) 適応証：中間証虚証・水滞。衛表不固、風水あるいは風湿。舌　淡、舌苔　白、脈　浮。

5) 現代応用［20］：①慢性関節リウマチ、頚椎症、膝関節症、②腎性浮腫、③多汗症、④慢性蕁麻疹、⑤痛風。

水太りの婦人に良いというが、やせるために使うのは、あくまでも動機つけのためであって、バランスの良いカロリー制限・運動の原則があくまでも基本である。通常は月平均 3kg 減程度である。ちなみに西洋薬の食欲抑制剤は、わが国ではマジンドールのみである。

６．木防已湯
<ruby>木防已湯<rt>もくぼういとう</rt></ruby>

1) 出典：金匱要略。

2) 構成生薬：石膏・（木）防已・桂枝・人参。

3) 効用：利水益気清熱。

4) 適応証：虚証・水滞。心不全・肺水腫。

5) 現代応用［36］：鬱血性心不全（軽症）。

C. 温化水湿
<ruby>温化水湿<rt>おんかすいしつ</rt></ruby>

1. 苓桂朮甘湯
<ruby>苓桂朮甘湯<rt>りょうけいじゅっかんとう</rt></ruby>

1) 出典：傷寒論。

2) 構成生薬：茯苓・桂枝・白朮・甘草。

3) 効用：健脾利湿、温化水湿。

4) 適応証：虚証・寒・気滞・水滞。脾陽不足、水飲。つかれ、<u>めまい・立ちくらみ・四肢冷え</u>、吐気・腹部膨満、どうき。舌淡紅　胖、舌苔　白滑、脈　沈。

5) 現代応用［39］：①<u>メニエール症候群、自律神経失調症</u>、②<u>低血圧症</u>、③慢性胃炎、④気管支炎、胸膜炎、⑤心衰弱、不整脈、心嚢炎、④腎炎、ネフローゼ、⑤パニックの予防・パロキセチン離脱時（＋甘麦大棗湯）（井齋）。

2. 真武湯
<ruby>真武湯<rt>しんぶとう</rt></ruby>

1) 出典：傷寒論。

2) 構成生薬：茯苓・芍薬・白朮・生姜・附子。

3) 効用：温陽利水、止瀉、消腫。

4) 適応証：虚証・寒・水滞。<u>脾腎陽虚、水気内停</u>。むくみ・尿量減少、腹痛、めまい、冷え、下痢。舌淡白　胖、舌苔　白滑、脈　沈

5) 現代応用［30］：①慢性腎炎、ネフローゼ、②心衰弱、不整脈、血圧異常、③血栓閉塞性血管炎。

3．苓姜朮甘湯
りょうきょうじゅっかんとう

1）出典：金匱要略。

2）構成生薬：乾姜・茯苓・白朮・甘草。

3）効用：温中除湿、止痛。

4）適応証：虚証・寒・水滞。下焦の寒湿。下肢の冷え痛み、頻尿。

5）現代応用［118］：①腰痛・坐骨神経痛、②過活動膀胱、夜尿症、③冷え性。

6）治燥剤
ちそうざい

A．滋陰潤燥
じいんじゅんそう

1．麦門冬湯
ばくもんどうとう

1）出典：金匱要略。

2）構成生薬：麦門冬・半夏・人参・甘草・粳米・大棗。

3）効用：生津益胃、止咳化痰、下気降逆。気陰双補。

4）適応証：中間証虚証・熱。粘調切れにくい痰。から咳、口渇、肺萎、肺胃陰虚。虚火上炎。舌　紅、舌苔　少、脈　虚数。

5）現代応用［29］：①急性慢性呼吸器感染、気管支炎、気管支ぜんそく、②乾燥症候群、④胃炎、胃潰瘍。

　広く用いられ、からせき・嗄声や、シェーグレン症候群・乾燥症候群などの口内・角結膜などの粘膜乾燥に応用される。

７）祛痰剤
きょたんざい

　西洋医学で言う去痰剤とは少し違う。痰飲・水湿・水腫を治療するための薬剤。呼吸器系・胃腸・内耳・脳から全身の水分貯留を治する。

A．燥湿化痰
そうしつけたん

１．二陳湯
にちんとう

　1）出典：和剤局方。

　2）構成生薬：半夏・陳皮・茯苓・灸甘草・生姜（・烏梅)。

　3）効用：燥湿化痰、理気和中。

　4）適応証：中間証・熱寒・水滞・肺胃の痰湿。悪心・嘔吐。　舌白滑あるいは白膩、脈　滑。

　5）現代応用［81］：①気管支炎、②胃炎。水性の数百 ml の喀痰量が減少した経験がある（気管支漏)。

２．小半夏加茯苓湯
しょうはんげかぶくりょうとう

　1）出典：金匱要略。

　2）構成生薬：半夏・生姜・茯苓。

　3）効用：和胃降逆。化痰利水。

　4）適応症：中間証・水滞。痰飲による胃気上逆。屯用。
熱、乾燥、陰虚には使えない。

　5）現代応用［21］：急性慢性胃炎、車酔い。

３．(温胆湯)

４．(加味温胆湯)

  1) 出典：万病回春。

  2) 構成生薬：半夏・茯苓・陳皮・竹茹・酸棗仁・玄参・遠志・人参・地黄・大棗・枳実・生姜・甘草。

  3) 効用：理気化痰・清胆和胃。

  4) 適応証：痰熱上擾による<u>精神不安。寝付き悪い</u>。どうき。

  5) 現代的応用：①認知症、睡眠覚醒障害、神経症。記憶保持、腸内神経成長子 mRNA 発現増加など。

５．茯苓飲

  1) 出典：外台秘要。

  2) 構成生薬：茯苓・白朮・枳実・陳皮・人参・生姜。

  3) 効用：理気化痰・和胃降逆。

  4) 適応証：胃内停水（痰飲）・はきけ・嘔吐・脾気虚。

  5) 現代的応用［69］：逆流性食道炎、胃アトニー、胃ジスキネジー（伊藤良・山本巖ら）。茯苓飲合半夏厚朴湯は食道ジスキネジーに。

B. 清熱化痰

１．竹筎温胆湯

  1) 出典：万病回春。

  2) 構成生薬：竹筎・柴胡・黄連・半夏・桔梗・枳実・陳皮・香附

子・人参・茯苓・甘草・麦門冬・生姜・大棗。

3) 効用：理気化痰、清胆和胃。

4) 適応証：中間証虚証・熱・気滞気虚。痰熱上擾、肝気鬱結、気陰両虚。舌苔　黄膩、脈　弦滑。

5) 現代応用［91］：①インフルエンザ、気管支炎、胃腸炎、②自律神経失調症、更年期障害、不眠、③脳動脈硬化症など。

かぜ・気管支炎の長引くせき・たんなどの症状によい。但し、必要あれば、胸部精査・喀痰検査を怠ってはならない。

２．清肺湯
せいはいとう

1) 出典：万病回春。

2) 構成生薬：桔梗・桑白皮・川貝母・杏仁・黄芩・山梔子・五味子・麦門冬・天門冬・当帰・茯苓・陳皮・生姜・灸甘草・大棗。

3) 効用：清肺止咳、理気祛痰、滋陰。消炎、抗菌、解熱、利尿、強壮。

4) 適応証：中間証虚証・熱・水滞津液不足。肺熱、痰邪阻肺、肺陰虚。舌　紅　乾燥、舌苔　黄、脈　細数。

5) 現代応用［90］：①慢性気管支炎、気管支拡張症、肺気腫、慢性閉塞性肺疾患（COPD）など。

３．神秘湯
しんぴとう

1) 出典：外台秘要。

2) 構成生薬：麻黄、杏仁、厚朴、陳皮、柴胡、甘草、蘇葉。

3) 効用：止咳平喘、疎肝理気；抗アレルギー・気管支拡張。

4）適応証：中間・実証・寒・気滞。痰は少ないが、呼吸困難、いらいら、ゆううつ感。

5）現代応用［85］：気管支喘息、気管支炎、気うつを伴う時。

C．治風化痰
<ruby>治風化痰<rt>ちふうけたん</rt></ruby>

1．半夏白朮天麻湯
<ruby>半夏白朮天麻湯<rt>はんげびゃくじゅつてんまとう</rt></ruby>

1）出典：脾胃論。

2）構成生薬：半夏・白朮・天麻・人参・黄耆・茯苓・沢瀉・蒼朮・陳皮・麦芽・黄柏・乾姜・（神麹）。

3）効用：化痰熄風、益気健脾、祛湿。

4）適応証：虚証・寒・気滞・水滞。脾気虚の痰濁上擾。めまい、ふらつき、頭重感、吐気、下肢冷え、疲労感。舌　淡白、舌苔白膩、脈　滑。

5）現代応用［37］：①メニエール症候群、②自律神経失調症、③慢性胃腸炎、③脳血管障害など。

脱水に注意。

8）温裏剤
<ruby>温裏剤<rt>おんりざい</rt></ruby>

裏寒を改善、臓腑を温める。

A. 温中祛寒
<ruby>温<rt>おん</rt></ruby><ruby>中<rt>ちゅう</rt></ruby><ruby>祛<rt>きょ</rt></ruby><ruby>寒<rt>かん</rt></ruby>

脾胃虚寒に対応し、胃腸を温め、寒を除く。

1．人参湯（理中湯）
（にんじんとう）（りちゅうとう）

1) 出典：傷寒論。

2) 構成生薬：人参・乾姜・白朮・甘草。

3) 効用：<u>温中散寒、補気健脾</u>。

4) 適応証：虚証・寒・気虚・水滞。<u>脾胃虚寒（胃腸が虚で寒)</u>、嘔吐、腹痛、泥状・水様下痢。陽虚失血。脾胃実寒（寒による激しい胃腸症状）。舌　淡白、舌苔　白滑、脈　沈細。

5) 現代応用［32］：①慢性胃腸炎、胃下垂、慢性結腸炎、②慢性腎不全（人参湯合大黄甘草湯）西尾、③男性不妊（人参湯合八味地黄丸）亀井、平田、④反復性口内炎（人参湯、合紅参）、⑤消化器がん。

2．桂枝人参湯
（けいしにんじんとう）

1) 出典：傷寒論。

2) 構成生薬：桂枝＋人参湯。

3) 効用：温中散寒、温経。

4) 適応証：虚証・寒・気虚。脾胃虚寒で表寒、頭痛、どうき。

5) 現代応用［82］：①<u>脾胃虚寒の者の感冒</u>、②慢性胃腸炎、③ノロウイルス感染症に2包、以後1時間おきに治るまで(井齋)、④過敏性腸症候群下痢型。

214

３．呉茱萸湯

1) 出典：傷寒論。

2) 構成生薬：呉茱萸・人参・大棗・生姜。

3) 効用：温中補虚、降逆止嘔。温中散寒、補気健脾。

4) 適応証：虚証・寒・水滞。胃虚寒（胃が虚して寒）、悪心・嘔吐・胃痛、下痢。寒飲上逆の頭痛、めまい・手足冷え。舌　淡白、舌苔　白滑、脈　沈弦遅。

5) 現代応用［31］：①偏頭痛、血管性頭痛、閃輝性暗点、②メニエール症候群、高血圧症、②急慢性胃炎、急性胃腸炎、③過敏性腸症候群下痢型。

   脳の血管収縮作用で偏頭痛が収まる。頓用で有効。

6) 副作用：頭痛発作中でも用い得る。吐気・頭痛増強・めまいなどあれば減量。

４．桂枝加芍薬湯

1) 出典：傷寒論。

2) 構成生薬：白芍薬・灸甘草・大棗・桂枝・生姜。

3) 効用：温中散寒、和脾、止痙止痛。

4) 適応証：虚証・寒・気滞・気血不足。脾虚。腹痛。

5) 現代応用［60］：①慢性胃腸炎、②過敏性腸症候群混合型、便秘下痢の繰り返し、渋り腹、腹痛、③大腸がん術後。

５．桂枝加芍薬大黄湯

1) 出典：傷寒論。

2）構成生薬：芍薬・桂皮・大棗・甘草・大黄・生姜。

3）効用：<u>温中散寒、和脾、止痙止痛</u>、瀉下。

4）適応証：中間証虚証・寒。腹部膨満・腹痛・便秘。

5）現代応用［134］：①過敏性腸症候群便秘型、②術後快便が出ない時。

６．小建中湯
<ruby>しょうけんちゅうとう</ruby>

1）出典：傷寒論。

2）構成生薬：膠飴＋桂枝加芍薬湯（白芍薬・灸甘草・大棗・桂枝・生姜）。

3）効用：<u>緩急止痛、温中補虚</u>。鎮痛・鎮痙・胃酸分泌抑制。膠飴は止痙。

4）適応証：虚証・寒・気虚・血不足。虚労裏急。舌　淡、舌苔白。脈　細弦緩。

5）現代応用［99］：①胃十二指腸潰瘍、慢性胃炎、習慣性便秘、②慢性肝炎、③再生不良性貧血、④機能性発熱、⑤抑うつ症、⑥過敏性腸症候群。

子供に漢方薬を処方するとき、本剤は甘いので、先ず処方しなれさせるのに良い。

７．黄耆建中湯
<ruby>おうぎけんちゅうとう</ruby>

1）出典：金匱要略。

2）構成生薬：黄耆＋小建中湯（白芍薬・灸甘草・桂枝・生姜・大棗・膠飴）。

3) 効用：温中補気、和裏緩急。<u>補肝気、理気</u>。抗消化性潰瘍、胃酸分泌抑制。胃腸運動抑制。黄耆は補気、発汗、寝汗を抑制する作用がある。

4) 適応証：虚証・寒・気虚・虚証・寒・気虚。血不足。<u>虚労裏急、脾胃気虚</u>。

5) 現代応用［98］：①体力低下・フレイル、②萎縮性胃炎。

8．大建中湯
（だいけんちゅうとう）

1) 出典：傷寒論。

2) 構成生薬：山椒・乾姜・人参（・膠飴コウイ）。

3) 効用：<u>温中補虚、降逆止痛</u>。胃腸平滑筋収縮・拡張両作用、粘膜保護、胆汁分泌促進。抗炎症作用・血流増加作用、腸管運動亢進。

4) 適応証：虚証・寒・気虚。中焦陽虚、陰寒内盛。腹痛、腹部膨満、舌苔　白滑、脈　細滑。

5) 現代応用［100］：①胃腸痙攣、②癒着性腸閉塞、島、③向精神薬による麻痺性腸閉塞、工藤、④放射性腸炎、田中、⑤術後イレウスの腸管運動促進に。⑥生体肝移植後の門脈血流促進、⑦全身性強皮症の腸蠕動低下（ガイドライン）など、論文は多い。

　腸管運動亢進作用は、モチリン・アセチルコリン・サブスタンスPなどを介するとされ、さらにアドレノメデュリンを介し微小血管拡張を起こす。

9．安中散 <ruby>安中散<rt>あんちゅうさん</rt></ruby>

1）出典：和剤局方。

2）構成生薬：延胡索・桂枝・高良姜・小茴香・縮砂・甘草・牡蛎。

3）効用：<u>温中散寒、理気止痛</u>、和胃止嘔。胃酸分泌抑制、利胆。

4）適応証：中間証虚証・気虚・水滞。<u>胃寒の腹痛</u>。

5）現代応用［5］：①急慢性胃炎、胃十二指腸潰瘍、胃下垂、②慢性膵炎、③月経困難。

10．当帰建中湯 <ruby>当帰建中湯<rt>とうきけんちゅうとう</rt></ruby>

1）出典：金匱要略。

2）構成生薬：芍薬・桂皮・大棗・当帰・甘草・生姜。

3）効用：温中補血。

4）適応証：虚証・寒。気虚・血不足。産後血虚・衰弱・腹痛。

5）現代応用［123］：生理痛、痔出血。

B．回陽救逆 <ruby>回陽救逆<rt>かいようきゅうぎゃく</rt></ruby>

ショックに対する治療剤である。

1．（四逆湯）

1）出典：傷寒論。

2）構成生薬：附子・乾姜・甘草。

回陽救逆・温中散寒。

4）適応証：①少陰病。<u>悪寒、四肢寒冷</u>、嘔吐、下痢のショック緊急時。舌苔　白滑、脈　微弱。②同じく、少陽病冷汗によって

亡陽虚脱に陥ったとき。

5) 現代応用：①心筋梗塞、心不全、②急慢性胃腸炎、③白血球減
少症、④4)の①、②。

C. 温経散寒
<small>おんけいさんかん</small>

四肢・体躯の冷え・痛みに対する治療剤である。

1. 当帰四逆加呉茱萸生姜湯
<small>とうきしぎゃくかごしゅゆしょうきょうとう</small>

1) 出典：傷寒論。

2) 構成生薬：当帰四逆湯（当帰・桂枝・白芍薬・細辛・灸甘草・
木通・大棗）＋呉茱萸・生姜。当帰は養血（補血）・止痛、白
芍も養血・止痛。

3) 効用：通経散寒、養血通脈、止痛。

4) 適応証：虚証・寒。陽気不足、血虚、手足寒冷、腰部・下肢疼
痛、下腹部痛、悪心嘔吐、腹中冷痛、舌　淡、舌苔　白、脈
微。

5) 現代応用［38］：①末梢循環改善、②不妊、更年期障害、③腰
椎脊椎菅狭窄、坐骨神経痛、④頭痛、⑤膠原病の際の末梢血
流改善にも用いられる。臨床的にはサーモグラフィーで改善
が容易に確認される。

アデイポネクチンを増やし、褐色脂肪細胞による熱産生を促進す
る。

9）表裏双解剤

A. 解表攻裏

　病邪が体表の侵入場所から更に臓腑に侵攻した状態で、体表・臓腑の両面で防御機能を助ける。

1. 防風通聖散

1）出典：宣明論方。

2）構成生薬：防風・荊芥・連翹・麻黄・川芎・当帰・白芍・白朮・山梔子・大黄・薄荷・芒硝・石膏・黄芩・桔梗・甘草・滑石。

3）効用：疎風解表、清熱解毒、瀉熱通便、利水。減肥作用、抗血栓、抗心律異常。

4）適応証：実証・熱・血滞・水滞。風熱壅盛、表裏倶実証・表寒裏実熱。

5）現代応用 [62]：①扁平疣、班禿、蕁麻疹、老人性瘙痒症、②血管性頭痛、③肥満症、④NASH（非アルコール性脂肪肝炎）、脂質代謝改善。大黄・芒硝で便秘を整える。

　実証での肥満改善目的に用いられるが、用いられる防風が日本中国で異なり、日本では効果が弱いとも言われる。それでも＋数 kg 減少した例を経験している。平均では 3 か月 3kg 程度。肥満改善の要は生活習慣改善であることは言うまでもない。

B. 解表温裏
<small>げひょうおんり</small>

病邪の体表での侵入に対処しつつ、臓腑を温める。

1．五積散
<small>ごしゃくさん</small>

1) 出典：和剤局方。

2) 構成生薬：白芷・桂皮・乾姜・麻黄・当帰・川芎・灸甘草・白芍・大棗・甘草・蒼朮・茯苓・半夏・厚朴・陳皮・桔梗。

3) 効用：温中散寒、辛温解表。理気化痰、利水、止痛、補血活血。

4) 適応証：中間証・寒・気滞・血滞・血不足・水滞。外感風寒、頭痛・鼻汁。脾胃寒湿、吐気・腹痛・下痢、冷え。気滞・水滞・血滞。舌苔　白厚、脈　浮遅。

5) 現代応用 [63]：①慢性リウマチ性関節炎、痛風、②三叉神経痛、③急性腎炎、④胃腸型感冒、⑤老年性皮膚瘙痒症、⑥生理前緊張症、生理不順、更年期症状、冷え。

10）祛風勝湿剤（祛風湿剤）
<small>きょふうしょうしつざい　　きょふうしつざい</small>

痺証に対する処方。

痺証は、風寒湿が体表から入り経絡を侵して生じるとされる。関節・筋肉・軟部組織のしびれ・痛み。

1．大防風湯
<small>だいぼうふうとう</small>

1) 出典：和剤局方。

2) 構成生薬：当帰・芍薬・熟地黄・黄耆・防風・杜仲・蒼朮・川芎・人参・羌活・牛膝・甘草・大棗・生姜・附子。独活寄生湯に似ている。

3) 効用：祛風湿、散寒活血、気血双補。

4) 適応証：虚証・寒・気血両虚・血滞・水滞。風寒湿痺。

5) 現代応用［97］：①慢性関節リウマチのとくに固定期、但し早期に有効な例もある。痛風、②病後の筋力低下。

２．(独活寄生湯)

1) 出典：千金方。

2) 構成生薬：独活・桑寄生・杜仲・牛膝・細辛・秦艽・茯苓・肉桂・防風・牛蒡・人参・甘草・当帰・芍薬・地黄。大防風湯合十全大補湯に近い。

3) 効用：祛風湿、利水、散寒、活血、止痺痛。益肝腎、補気血。

4) 適応証：風寒湿痺（関節・筋のしびれ・痛み、血液循環不全、むくみ）、肝腎・気血不足。抗炎症・鎮痛・微小循環改善。舌淡、舌苔　白、脈　細弱。

5) 現代応用：①慢性関節リウマチ、②椎間板ヘルニア、坐骨神経痛、腰痛症、頚椎症。

３．桂枝芍薬知母湯 (桂芍知母湯)

1) 出典：金匱要略。

2) 構成生薬：桂枝・白芍・防風・白朮・知母・附子・麻黄・炙甘草・生姜。

3）効用：散寒祛湿・止痙止痛・清熱。

4）適応証：虚証・寒熱・水滞。寒湿痺の熱痛・発赤；四肢体躯の
　　しびれ・痛み、関節炎症・腫脹。

5）現代応用［180］：関節炎、慢性関節リウマチ、とくに手指、ヘ
　　パーデン結節（井齋）。

4．疎経活血湯
そけいかつけつとう

1）出典：万病回春。

2）構成生薬：熟地黄・蒼朮・牛膝・威霊仙・陳皮・桃仁・川芎・
　　防已・羌活・防風・竜胆・白芷・茯苓・甘草・当帰・芍薬・生
　　姜。

3）効用：祛風湿、利水、補血、活血化瘀。

4）適応証：中間証・寒・瘀血血虚・水滞の風湿痺（痛み・しびれ、
　　むくみ、血液循環不良）。舌　淡紅、舌苔　白、脈　細。

5）現代応用［53］：①慢性関節リウマチ、変形性関節症、②頚腕
　　症候群。

5．二朮湯
にじゅつとう

1）出典：万病回春。

2）構成生薬：蒼朮・白朮・茯苓・陳皮・南天星・香附子・黄芩・
　　威霊仙・羌活・半夏・生姜・甘草。

3）効用：祛風湿、化痰、利水。

4）適応証：中間証・寒・水滞・気滞。特に肩・上腕。湿痺（痛み・
　　しびれに、むくみを伴う）。

5）現代応用［88］：①肩関節周囲炎、五十肩、肩関節腱板損傷、②慢性関節リウマチ、変形性関節症、腰痛症。

6．薏苡仁湯
よくいにんとう

1）出典：明医指掌。

2）構成生薬：薏苡仁・蒼朮・麻黄・当帰・桂皮・芍薬・甘草。

3）効用：祛風湿、散寒、利水。利水が中心。温・寒両方。舌苔白または白膩、脈　細滑。

4）適応証：実証中間証・寒・血不足・水滞。湿痺（痛み・しびれ・むくみ）。

5）現代応用［52］：①慢性関節リウマチ、変形性関節症、腰痛症、②肩関節周囲炎、肩腕症候群。

麻杏薏甘湯の慢性版との指摘（井齋）。

7．桂枝加朮附湯
けいしかじゅつぶとう

1）出典：吉益　東洞経験方。

2）構成生薬：朮附湯（蒼朮・附子）に桂枝湯（桂皮・芍薬・大棗・甘草・生姜）を配合。

3）効用：祛風湿・散寒・止痛。

4）適応証：虚証・寒・水滞・血不足。寒痺（血液循環低下を伴う痛みしびれ、痛痺ともいう）。

5）現代応用［18］：①肩関節周囲炎、肩腕症候群、②慢性関節リウマチ、変形性関節症。

8．越婢加朮湯
えっぴかじゅつとう

1）出典：金匱要略。

2）構成生薬：麻黄・蒼朮・石膏・大棗・灸甘草・生姜。

3）効用：辛涼解表剤；祛風湿、清熱、利水。

4）適応証：実証中間証・熱・水滞。熱痺（痛み・しびれ、炎症・熱盛ん）。

5）現代応用 [28]：①急性腎炎、②炎症性浮腫、③関節リウマチ、夜尿症、湿疹。

9．防已黄耆湯
ぼういおうぎとう

1）出典：金匱要略。

2）構成生薬：黄耆・木防已・白朮・生姜・灸甘草・大棗。

3）効用：利水消腫、補気健脾、祛風止痛、固表。

4）適応証：中間証虚証・水滞。気虚の風水、気虚の風湿、気虚の浮腫・自汗。

5）現代応用 [20]：①慢性関節リウマチ、変形性関節症、②慢性腎炎、ネフローゼ、③心臓性浮腫、④多汗症、⑤かぜの引きやすさ改善。

10．麻杏薏甘湯
まきょうよくかんとう

1）出典：金匱要略。

2）構成生薬：麻黄・杏仁・薏苡仁・灸甘草。

3）効用：祛風湿、解表、止咳平喘。急性炎症。

4）適応証：風湿の表証。筋痛・しびれ、特にはれが主、発熱。

5）現代応用［78］：①慢性関節リウマチ、変形性関節症、②頚腕
症候群、③インフルエンザ、④いぼ。

11）補益剤
_{ほえきざい}

　生体全体、あるいは諸臓器における、気・血・水の不足、さらに機能低下を補い助ける。

A．補気
_{ほ き}

　気（精気、エネルギー、抵抗力など）の不足を補い、機能低下を正常化の方向に向かわせる。

１．四君子湯
_{しくんしとう}

1）出典：和剤局方。

2）構成生薬：人参・白朮・茯苓・灸甘草（・生姜・大棗）。

3）効用：補気健脾。

4）適応証：虚証・熱寒・気虚。<u>脾胃気虚</u>。舌　淡、脈　細緩。

5）現代応用［75］：①慢性胃炎。②女性の皮膚を潤す、子宮卵巣機能改善（井齋）。

２．六君子湯
_{りっくんしとう}

1）出典：婦人良方；万病回春。

2）構成生薬：人参・白朮・茯苓・灸甘草、<u>生姜・陳皮・半夏（理気・制吐）・大棗。</u>

3）効用：益気健脾、制吐、除湿化痰。胃排出促進、岸本。

4）適応証：虚証・寒・水滞・血不足。<u>脾胃気虚、兼痰湿</u>。食欲不振・腹部膨満・悪心嘔吐・上腹部痛。あるいは咳痰。

消化管ホルモンの一つのグレリンを介する作用が報告された。

5）現代応用［43］：①慢性胃炎、神経性食思不振、②悪性腫瘍に
　随伴する消化器・呼吸器症状、③全身性強皮症の上部消化管
　症状（ガイドライン）、④機能性デイスペプシアに半夏厚朴湯
　と併用（ガイドライン）、⑤胃食道逆流症（GERD）（ガイドライ
　ン）。

　なお、六君子湯の作用を強めた「香砂六君子湯」の代わりに、六君
子湯に香蘇散あるいは半夏厚朴湯を合方するとよい。

３．啓脾湯
1）出典：万病回春。
2）構成生薬：人参・白朮・茯苓・沢瀉・蓮肉・山薬・山査子・陳
　皮・生姜・大棗・灸甘草。
3）効用：補気健脾、理気化湿・止瀉。
4）適応証：虚証・水滞・気虚。脾胃気虚。下痢。舌　淡白　胖、
　舌苔　白、脈　軟。
5）現代応用［128］：①慢性胃腸炎。腹痛が強ければ小建中湯や芍
　薬甘草湯を合方。

４．補中益気湯
1）出典：脾胃論。
2）構成生薬：黄耆・灸甘草・人参・当帰・陳皮・升麻・柴胡・白
　朮；大棗・生姜。

3）効用：補中益気、升陽挙陥。胃腸運動双方向性調節、抗潰瘍、小腸吸収促進、液性免疫・細胞性免疫調節、抗腫瘍、抗不妊、心機能増強、抗疲労、肝保護作用。

4）適応証：虚証・熱寒・気虚。脾胃気虚、<u>気虚の発熱・自汗</u>、出血。筋緊張低下。舌　淡、舌苔　薄白、脈　虚。

5）現代応用［41］：①気血両虚による発熱、②臓器下垂、③慢性呼吸器疾患、④慢性肝炎、⑤低血圧、⑥尿失禁、⑦再生不良性貧血、白血球減少、血小板減少症、⑧めまい、血管性頭痛、難聴、⑨切迫流産、習慣性流産、生理不順、⑩腫瘍摘出術後再発予防、ステロイド・抗癌剤副作用抑制、⑪精子欠乏症、⑫耳鳴、過敏性鼻炎、嗄声、反復性口腔内潰瘍、⑬視神経萎縮、⑭慢性疲労症候群など。

　一般に、補剤は、上薬として長期連用の副作用が少ないとされる。黄芩・黄連・黄柏（いずれも清熱燥湿剤）・柴胡（辛凉解表剤）・山梔子（清熱瀉火剤）など清熱剤（西洋医学でいう抗炎症作用の強い生薬）の入った処方は中薬・下薬として、長期に用いると副作用の出る可能性が高まる可能性がある。補気の補中益気湯には理気作用を期待して柴胡が入っていることに一応注意されたい。柴胡などの抗炎症剤は気血双補剤の十全大許湯には入らず、人参養栄湯には五味子（収斂剤）・遠志（養心安神剤）は入る。虚弱者には服用の時期を限れば安心である。

B. 補血
　ほけつ

血（血液・血球・循環）の不足を補う。

１．四物湯
　しもつとう

1) 出典：和剤局方。

2) 構成生薬：熟地黄・白芍薬・当帰・川芎。

3) 効用：<u>養血調経</u>。記憶促進、抗老衰、抗貧血、免疫調節、抗放射線障害、組織修復。

4) 適応証：虚証・熱寒・血虚・血滞。皮膚乾燥、子宮卵巣機能低下。

5) 現代応用［71］：①頭痛、不眠、坐骨神経痛、②慢性腎炎、特発性浮腫、③原発性血小板減少性紫斑病、④生理不順、冷え・しみ、⑤産後体力低下。

２．当帰飲子
　とうきいんし

1) 出典：済生方。

2) 構成生薬：熟地黄・白芍・当帰・川芎・何首烏・白蒺藜・防風・荊芥・黄耆・灸甘草。

3) 効用：虚証・血不足。<u>補血潤燥・止痒</u>。

4) 適応証：血虚生風。<u>乾燥肌、かゆみ</u>。舌　暗紅、舌苔　少、脈細。

5) 現代応用［86］：①乾燥性萎縮性皮膚疾患、粃糠疹、尋常性乾癬（＋消風散）（井斎）。

C. 気血双補
きけつそうほ

気と血との不足をともに補う。

1．十全大補湯
じゅうぜんだいほとう

1) 出典：和剤局方。

2) 構成生薬：黄耆・人参・白朮・茯苓・灸甘草・地黄・白芍・当帰・川芎・桂枝。

3) 効用：温補気血、虚寒。抗癌、抗老衰。

4) 適応証：虚証・寒・気血不足。脚膝無力。舌　淡白　胖、脈沈細弱。

5) 現代応用［48］：①抗癌剤補助、放射線療法など副作用緩和；術後低蛋白症、②高齢者虚弱、筋力低下、フレイル・サルコペニア。がん患者・肝硬変などでの応用例も多い。

2．人参養栄湯
にんじんようえいとう

1) 出典：和剤局方。

2) 構成生薬：黄耆・人参・白朮・茯苓・灸甘草・熟地黄・白芍・当帰・遠志・桂皮・陳皮・五味子。

3) 効用：益気補血、養心安神、止咳化痰。抗脂血、血小板機能抑制、巨核球増殖因子増加、免疫力増強、自己免疫抑制。

4) 適応証：虚証・寒・気血両虚。虚寒、心血虚、不眠。肺血虚、慢性咳嗽、舌　淡白　胖、脈　沈細弱。

5) 現代応用［108］：①貧血、②癌の術後あるいは放射線療法・抗

癌剤と併用、血球・血小板減少症に、③結合織病、④帯状疱疹後神経痛、⑤慢性疲労症候群、⑥精子欠乏症、⑦慢性肝炎、慢性腎炎、⑧自律神経失調症、高齢者フレイル・サルコペニア。我が国研究者の研究成績が多数占めている。

十全大補湯とほぼ同様の目的に用いられる。本剤は、抗炎症並びに鎮咳去痰などが図られている。

3．加味帰脾湯

1）出典：済生方。

2）構成生薬：黄耆・人参・白朮・茯苓・灸甘草・大棗・竜眼肉・酸棗仁・遠志・当帰・乾生姜・木香・柴胡・山梔子。

3）効用：気血双補、補脾、養心安神。

4）適応証：虚証・気血不足、気滞。心脾両虚。脾気虚・心血虚。疲れやすい、食欲不振、軟便傾向、めまい、のぼせ、ほてり、不眠。舌　淡白、脈　細弱無力。

5）現代応用［137］：①自律神経失調症、不眠症、不安神経症、うつ状態、更年期障害、②慢性胃腸炎。

D.　補陰

1．六味地黄丸（六味丸）

1）出典：小児薬証直訣。

2）構成生薬：熟地黄・山茱萸・山薬・茯苓・沢瀉・牡丹皮。

3）効用：滋陰肝腎。清虚熱。利湿。；老化を遅らす、性器発育促

進、肝庇護、降圧、抗不整脈、抗脂血、血糖降下、抗疲労、抗腫瘍。

4) 適応証：虚証・津液不足。<u>肝腎陰虚。ふらつき、めまい、耳鳴り、難聴、だるさ、腰膝痛、乾燥、足裏のほてり、性機能低下・無月経、寝汗、口渇。</u>舌　紅ないし暗紅、乾燥、舌苔　少あるいは無、脈　細数。

5) 現代応用 [87]：①糖尿病、②心血管系疾患、③自律神経失調症、④腫瘍、⑤骨折治癒促進、⑤生理不順、⑥排尿困難・頻尿、下半身機能低下。

腎並びに副腎を補うが如き作用が期待される。

２．（杞菊地黄丸）

３．（左帰丸）

４．滋陰降火湯
じいんこうかとう

1) 出典：万病回春。

2) 構成生薬：生地黄・熟地黄・天門冬・麦門冬・白芍・当帰・知母・黄柏・白朮・灸甘草・陳皮（・生姜・大棗）。

3) 効用：<u>滋陰補血、滋補肺腎、清熱、止咳・化痰。</u>

4) 適応証：虚証・熱・津液不足・血不足。肺腎陰虚、陰虚火旺、虚熱。便秘。舌　紅　燥、舌苔　少、脈　細数。

5) 現代応用 [93]：①慢性気管支炎、気管支拡張症、②<u>皮膚乾燥・口内乾燥。</u>体力がなくて発熱する場合（虚熱）、特に切れないたん・せきの続く場合。

E. 気陰双補
きいんそうほ

1. 炙甘草湯
しゃかんぞうとう

1) 出典：傷寒論。

2) 構成生薬：炙甘草・人参・大棗・麦門冬・生地黄・阿膠・生姜・桂枝・麻子仁。

3) 効用：<u>滋陰補血、益気通陽、復脈</u>。

4) 適応証：虚証・熱寒・気虚・津液不足。①心気陰両虚。脈　結あるいは代。<u>どうき、息切れ</u>。②虚労肺萎。空咳、虚熱、口渇。舌　淡、舌苔　乾燥少津。脈　虚数。

5) 現代応用［64］：①冠動脈性心疾患、狭心症、期外収縮、低血圧、心臓神経症、②甲状腺機能亢進症、抗甲状腺剤の効くまでに。

<u>どうき・期外収縮</u>などに有効な場合が多い。

2.（生脈散）
しょうみゃくさん

1) 出典：内外傷弁感論。

2) 構成生薬：人参・麦門冬・五味子。

3) 効用：益気止汗、滋陰生津。心筋虚血・血行動態・微小循環などの改善作用、抗炎症・抗癌作用など。

4) 適応証：①気津両傷・気陰両傷、暑熱多汗、耗気傷液、体倦気短、口渇。②肺気陰両虚。舌　紅、舌苔　薄燥、脈　細数。

5) 現代応用：心筋梗塞、狭心症、不整脈、心不全、低血圧、肺性心。

中国では、心筋梗塞の中西医結合治療において従来、活血化瘀剤と同時に、本剤あるいは本剤を基本にする注射薬などが用いられてきた。その後の血管内治療や西洋薬の発達で、新たな応用が図られつつある。

3．清心蓮子飲
（せいしんれんしいん）

1）出典：和剤局方。

2）構成生薬：蓮子・茯苓・黄耆・人参・灸甘草・麦門冬・車前子・地骨皮・黄芩。

3）効用：益気滋陰、清心火、利水。舌　紅乾燥、舌苔　少、脈沈細数あるいは沈細無力。

4）適応証：虚証・熱寒・水滞・気虚。気陰両虚。心火旺。膀胱炎症状。手足冷え。

5）現代応用［111］：①自律神経失調症、不眠症、更年期障害、②慢性膀胱炎、慢性腎盂炎、頻尿など。

4．清暑益気湯
（せいしょえっきとう）

1）出典：医学六要。

2）構成生薬：黄耆・人参・麦門冬・白朮・当帰・五味子・陳皮・黄柏・灸甘草。

3）効用：益気生津（・清熱）。

5）現代応用［136］：夏バテ。暑さによる気力・体力・免疫力低下・脱水に。水・ミネラル・栄養素の補給の必要性は当然である。

F. 補陽

陽気を補う。

1. 八味地黄丸（腎気丸）
<ruby>八味地黄丸<rt>はちみじようがん</rt></ruby> <ruby>腎気丸<rt>じんきがん</rt></ruby>

1）出典：金匱要略。

2）構成生薬：地黄・山薬・山茱萸・沢瀉・茯苓・牡丹皮・桂枝・附子。

3）効用：温補腎陽。老化防止、免疫力増強、血糖降下、骨吸収抑制。

4）適応証：虚証・寒・気虚・水滞、<u>腎陽虚、腎陰陽両虚</u>。腰痛脚軟、下肢冷感、多尿または尿量減少。尺脈　沈細、舌　淡胖、舌苔　薄白不燥。

5）現代応用［7］：①<u>糖尿病</u>、②冠動脈性心疾患、肺性心、心・脳動脈硬化。③喘息、④慢性腎炎、⑤意欲減退、⑥高プロラクチン血症、<u>精子減少症、インポテンツ</u>、男性乳房、前立腺症状、尿失禁、老年性膣炎、高齢者のフレイル、⑦<u>骨粗相症、腰痛、</u>こむら返り、⑧白内障、⑨蕁麻疹。

六味丸と並び、年齢による体力・視力・聴力・性機能などの機能低下に対する改善への期待がある。

2. 牛車腎気丸

1）出典：済生方。

2）構成生薬：八味地黄丸（地黄・山薬・山茱萸・沢瀉・茯苓・牡丹皮・桂枝・附子）に牛膝・車前子。

3）効用：温補腎陽、利水。

4）適応証：中間証虚証・寒・気虚・瘀血・水滞。腎陽虚、水腫。しびれ・痛み。血流改善強化などの意味で紅蔘あるいは附子を加える（井斎）。

5）現代応用［107］：①慢性腎炎、ネフローゼ症候群、②うっ血性心不全、③我が国では糖尿病性神経障害。糖尿病以外の神経機能障害回復にも期待される。帯状疱疹後神経痛、運動神経麻痺などに対して、④高齢者における視力・筋力体力低下・下半身の衰え・排尿障害・フレイル・サルコペニア。

12）安神剤
（あんしんざい）

精神安定剤、鎮静剤。不眠・不安・あせり・いらいら。

A．滋養安神
（じょうあんしん）
1．酸棗仁湯
（さんそうにんとう）

1）出典：金匱要略。

2）構成生薬：酸棗仁・甘草・知母・茯苓・川芎。

3）効用：養血安神、清熱。鎮静催眠作用。

4）適応証：虚証。肝血不足、不眠（入眠障害・中途覚醒）、ほてり。

5）現代応用［103］：①更年期障害、②不眠症、③心室性頻拍、④

多汗症、⑤蕁麻疹。

2．甘麦大棗湯
<ruby>甘麦大棗湯<rt>かんばくたいそうとう</rt></ruby>

1) 出典：金匱要略。

2) 構成生薬：甘草・小麦・大棗。

3) 効用：養心安神、和中緩急、補脾気。

4) 適応証：虚証・熱寒・気虚。心血虚。

5) 現代応用［72］：①不安神経症、不眠、更年期障害、②小児遺
尿症、小児夜泣き、小児舞踏病、小児紫斑性腎炎、など。パニ
ック発作の出そうな時に予防できる場合がある（＋抑肝散）。

3．柴胡加竜骨牡蛎湯
<ruby>柴胡加竜骨牡蛎湯<rt>さいこかりゅうこつぼれいとう</rt></ruby>

1) 出典：傷寒論。

2) 構成生薬：柴胡・黄芩・半夏・竜骨・牡蛎・桂枝・人参・大棗・
生姜・茯苓・大黄。

3) 効能：和解少陽、清熱安神、疎肝解鬱、瀉火、健脾。鎮静。

4) 適応証：実証中間証・熱・気滞気虚。肝気鬱結。心肝火旺。脾
気虚。のぼせ、ほてり、ふるえ、胸満、心煩、うわごと、身重
く、寝返り出来ない。小便不利。舌　紅、舌苔　黄膩、脈　弦
数。

5) 現代応用［12］：①自律神経失調症、不安神経症、不眠、②高
血圧症、発作性頻脈、心臓神経症、狭心症、脳出血、②甲状腺
機能亢進症。精神安定剤・抗不安剤的。

4．桂枝加竜骨牡蛎湯

1）出典：金匱要略。

2）構成生薬：桂枝・竜骨・牡蛎・白芍・生姜・灸甘草・大棗。

3）効用：安神・補気血。

4）適応証：虚証・気滞・気血両虚。不安・不眠・どうき・しびれ。自信が持てない。本剤は性的神経症に用いるとされる。

5）現代応用［26］：①自律神経失調症、不眠症、発作性頻脈。安定剤的。柴胡加竜骨は実証に、本剤は虚証にというほどの区別はない。前者に疎肝解欝の柴胡が入っているのは症例によっては重要。

13）理気剤

理気剤は気滞を改善。

気滞（気の滞り）を改善する。胸部気滞、胃気滞、腸気滞、肝気鬱結（いらいら、怒りっぽい、のぼせ）

気逆は胃なら悪心・嘔吐、肺なら咳・呼吸困難。

1．半夏厚朴湯

1）出典：金匱要略。

2）構成生薬：半夏・厚朴・生姜・紫蘇葉・茯苓。

3）効用：理気降逆、解鬱、利水。

4）適応証：中間証虚証・気滞・水滞。痰飲による胃気上逆、吐

気・嘔吐・上腹部つかえ。<u>痰湿による肺気逆</u>、咳・痰・嗄声^(きせい)・呼吸困難。<u>梅核気</u>^(ばいかくき)（痰気欝結、のどに痰のつまる感じ）。抗うつ作用。舌苔　白膩^(じ)、脈　滑。

5）現代応用［16］：①梅核気、ただし疎肝解鬱剤^(そかんゆううつざい)（柴胡剤・四逆散など）の併用必要、②声門浮腫、気管支喘息、③ヒステリー、神経症、④嚥下障害・神経性胃炎など。
<u>陰虚、乾燥状態には用いない</u>。

２．九味檳榔湯^(くみびんろうとう)

1）出典：日本経験方、浅田宗伯。

2）構成生薬：檳榔子・紫蘇葉・厚朴・陳皮・桂皮・木香・生姜・炙甘草・大黄

3）効用：理気降逆、解鬱、利水、瀉下。

4）適応証：中間証・寒。脾胃・胸部の<u>気滞</u>。胸腹部膨満感。<u>どうき・むくみ</u>。吐気。舌苔　白、脈　弦。

5）現代応用［コタロ-311］：①浮腫、心不全、特発性浮腫、関節水腫、②胃腸炎、など。

３．香蘇散^(こうそさん)

1）出典：和剤局方。

2）構成生薬：香附子・紫蘇葉・陳皮・生姜・炙甘草。

3）効用：理気和胃、解鬱、理気解表。

4）適応証：虚証・熱寒・気滞。<u>風寒表証</u>、<u>脾胃気滞</u>、<u>抑うつ</u>。舌苔　薄白。　脈　浮。

5) 現代応用 [70]：①感冒に急性胃腸炎を伴う時、②慢性胃炎。③軽いうつ。

４．女神散

1) 出典：日本経験方、浅田宗伯方。

2) 構成生薬：香附子・檳榔子・桂枝・丁香・木香・川芎・当帰・人参・蒼朮・黄芩・黄連・炙甘草。

3) 効用：理気、気血双補、瀉火、清心火。

4) 適応証：中間証・気滞・瘀血：憂鬱、胸苦しさ、腹部膨満。心火旺：のぼせ、頭痛、肩こり、どうき、不眠。気血両虚：だるさ、目かすみ、しびれ、生理不順。舌　尖紅、脈　細数。

5) 現代応用 [67]：①自律神経失調症、更年期障害、不眠症、多愁訴、②生理不順、月経困難など。

５．小半夏加茯苓湯

1) 出典：金匱要略。

2) 構成生薬：半夏・茯苓・生姜。

3) 効用：降逆止嘔。

4) 適応証：中間証・水滞。悪心嘔吐・心窩部つかえ。

5) 現代応用 [21]：妊娠悪阻など、悪心嘔吐。

14) 理血剤

血液の病的変化を是正する薬剤である。

A. **活血化瘀**
<ruby>活血化瘀<rt>かっけつけお</rt></ruby>

　血瘀（瘀血）は、血液の滞りであり、漢方中医学の重要な概念である。西洋医学的には微小循環障害も含むと考えられる。この治療剤である活血化瘀剤（<ruby>駆瘀血剤<rt>くおけつざい</rt></ruby>）には、漢方中医学の優位性を示す薬剤が多く含まれる。血瘀（瘀血）は他の病態と重なることが普通で、治療薬にも反映される。

１．桃核承気湯
<ruby>桃核承気湯<rt>とうかくじょうきとう</rt></ruby>

　1）出典：傷寒論。

　2）構成生薬：桃仁・大黄・芒硝・桂枝・甘草。

　3）効用：破血下瘀。瀉下、血液粘度低下。

　4）適応証：実証・熱・気滞・血瘀。下焦（下腹部臓器）の血瘀、少腹急結、痛経。

　舌　暗紅ないし紫、瘀斑、舌苔　黄、脈　沈実渋。

　5）現代応用［61］：実証用。①自律神経失調症、更年期障害、頭痛、肩こり、のぼせ、鼻出血、不眠、②子宮・附属器炎、③痔核、④下肢静脈炎。⑤頑固な便秘。

　下痢が起これば、減量・中止。原則的に妊婦には子宮充血・流産の危険あり、控える。

２．桂枝茯苓丸
<ruby>桂枝茯苓丸<rt>けいしぶくりょくがん</rt></ruby>

　1）出典：金匱要略。

　2）構成生薬：桂枝・茯苓・牡丹皮・桃仁・芍薬。

3) 効用：①駆瘀血（活血化瘀）、②消腫、③調経。現代：血液粘
   度低下、抗血小板、脳虚血改善、抗脂血、微小循環改善；抗炎
   症、抗腫瘍、肝繊維化抑制；内分泌調節、鎮痛、鎮静。

4) 適応証：実証中間証・熱寒・気滞・血瘀。<u>下焦（下腹部臓器）
   の血瘀</u>。

   舌　紫、瘀斑、脈　渋細弦。

5) 現代応用［25］：①生理困難、卵巣膿腫・子宮筋腫・慢性付属
   器炎、②前立腺肥大症、③脳梗塞、④血栓性静脈炎、⑤慢性肝
   炎、⑥膠原病、⑦腎炎、⑧高脂血症、⑨自律神経失調症、更年
   期障害。

<u>妊婦には用いない</u>。我が国研究者の成績も多い。

３．温経湯（うんけいとう）

1) 出典：金匱要略。

2) 構成生薬：牡丹皮・川芎・当帰・桂皮・乾生姜・呉茱萸・白芍・
   阿膠・麦門冬・人参・灸甘草・半夏。

3) 効用：温経散寒、気陰双虚、補血調経、（活血化瘀）。

4) 適応証：中間証虚証・寒・気虚・血瘀血虚。<u>下焦の虚寒・血
   瘀・血虚</u>。冷えのぼせ。舌　淡白、瘀斑、脈　沈細。

5) 現代応用［106］：虚証用。①不正性器出血、生理不順、更年期
   障害、自律神経失調症、②手掌角化症。

４．（血府逐瘀湯）（けっぷちくおとう）

1) 出典：医林改錯。

2）構成生薬：桃仁・紅花・当帰・生地黄・川芎・赤芍・牛膝・桔梗・柴胡・枳殻・甘草。

3）効用：活血祛瘀、行気止痛。微小循環改善、血液粘度低下、高脂血症改善、血小板凝集抑制、免疫調節。

4）適応証：胸中血府血瘀。胸痛（針を刺すような）、頭痛、吐気、心悸亢進。舌質　暗紅、舌辺　瘀斑、瘀点、口唇　暗赤、暗黒、脈　渋あるいは弦緊。

5）現代応用：①冠動脈硬化性心疾患の前胸痛、高血圧症、高脂血症、②血管性頭痛、三叉神経痛、脳動脈硬化症、③抑うつ、統合失調症、不眠、④慢性肝炎、肝硬変、慢性膵炎、虚血性腸炎、⑤血栓性脈管炎。

５．（少腹逐瘀湯）
しょうふくちくおとう

６．（冠心Ⅱ号方）

1）出典：中国中医研究院西苑医院老中医郭士魁経験方。

2）構成生薬：丹参・赤芍・紅花・川芎・降香。

3）効用：活血化瘀、理気止痛。現代：心機能回復、抗心筋虚血、血液粘度・血行障害改善、抗血小板凝集、微小循環改善、高脂血症改善。

4）適応証：気滞血瘀、胸痺、心痛。

5）現代応用：①冠動脈硬化性心疾患、狭心症、②脳血管障害、③糖尿病。中医学の現代化のさきがけをなす成果であるといわれている。尚、生薬丹参について横澤隆子氏の詳細なる研究
たんじん

がある。

7．（冠心Ⅲ号方）

8．（失笑散）
<ruby>失笑散<rt>しっしょうさん</rt></ruby>

9．（補陽還五湯）
<ruby>補陽還五湯<rt>ほようかんごとう</rt></ruby>

1）出典：医林改錯。

2）構成生薬：黄耆・当帰・赤芍薬・地竜・川芎・紅花・桃仁。

3）効用：益気・活血化瘀・通絡。脳循環改善、脳浮腫改善、抗動
脈硬化、心拍出力改善、血小板凝集抑制。

4）適応証：脳卒中後遺症。気虚血瘀。舌苔　白、脈　緩。少量か
ら開始。軽快後も少量持続、再発予防。

5）現代応用：①虚血性脳血管障害、脳卒中後遺症、②血管性頭
痛、③肺性心、心不全、④神経性難聴、坐骨神経痛、⑤胃十二
指腸潰瘍、肝硬変、⑥慢性腎炎、⑦生理不順、③慢性関節リウ
マチ。

10．（生化湯）
<ruby>生化湯<rt>せいかとう</rt></ruby>

11．（桃紅四物湯）
<ruby>桃紅四物湯<rt>とうころしもつとう</rt></ruby>

1）出典：医宗金鑑。

2）構成生薬：熟地黄・川芎・白芍薬・当帰・桃仁・紅花。

3）効用：活血化瘀、補血調経。血管拡張、抗高脂血、抗炎症、免
疫複合体起因糸球体腎炎、抗疲労。

4）適応証：血虚、血瘀の代表的処方。

5）現代応用：①生理不順、不妊症、不正出血、更年期障害、②頭

痛、めまい、末梢神経麻痺、神経痛、③冠動脈硬化性心疾患、肺性心、③慢性萎縮性胃炎、④慢性腎炎、精子欠乏症、⑤眼底出血、視神経炎、⑥過敏性鼻炎、突発性難聴、⑦各種皮膚炎症。

12. 芎帰調血飲
_{きゅうきちょうけついん}

1) 出典：万病回春。

2) 構成生薬：当帰、川芎、熟地黄、白朮、茯苓、陳皮、烏薬、香附子、乾姜、益母草、牡丹皮、甘草、大棗、生姜。

3) 効用：養血健脾、行気活血。

4) 適応証：虚証・寒。産後はじめ気血不足の気滞血瘀に。

5) 現代応用［230］：産後衰弱や神経症、骨盤内欝血、月経不順、外傷後遺症。

13. 桂枝茯苓丸加薏苡仁
_{けいしぶくりょうがんかよくいにん}

1) 出典：金匱要略。

2) 構成生薬：薏苡仁・桂皮・芍薬・桃仁・茯苓・牡丹皮。

3) 効用：消炎排膿、活血化瘀。皮膚微小循環改善（井齋）。

4) 適応証：実証中間証。熱寒・気滞・瘀血・水滞。下焦瘀血。皮膚あれ・いぼ・にきび・肝斑。

5) 現代応用［125］：①尋常性乾癬、＋当帰飲子、②アトピー性皮膚炎、＋温清飲、③掌蹠膿疱症、＋排膿散及湯（いずれも井齋）。

B. 止血

1．芎帰膠艾湯 <ruby>きゅうききょうがいとう</ruby>

1) 出典：金匱要略。

2) 構成生薬：川芎・阿膠・甘草・艾葉・当帰・白芍・熟地黄。

3) 効用：補血止血、調経安胎。

4) 適応証：虚証・熱寒・血虚の出血。舌　やや淡い白、脈　細。

5) 現代応用［77］：①不正性器出血、切迫流産、産後弛緩出血、②尿路出血、痔出血、③血小板減少性紫斑病。

15）瀉下剤 <ruby>しゃげざい</ruby>

A. 寒下 <ruby>かんげ</ruby>

1．大黄甘草湯 <ruby>だいおうかんぞうとう</ruby>

1) 出典：金匱要略。

2) 構成生薬：大黄・甘草。

3) 効用：瀉下。センノサイド・アントラキノンによる作用。大腸刺激による大腸性瀉下。

4) 適応証：実・中間・虚証。便秘、胃熱。

5) 現代応用［84］：常習便秘。

冷水摂取・繊維摂取・排便習慣など日常生活が大切。妊婦には子宮収縮作用のため出来れば用いない、あるいは量を減らす。虚弱・衰弱などの場合も避けたい。

２．大承気湯
<ruby>大承気湯<rt>だいじょうきとう</rt></ruby>

1）出典：傷寒論。

2）構成生薬：大黄・芒硝・厚朴・枳実。

3）効用：清熱・瀉下。

4）適応証：実証・熱・気滞。中等以上の便秘。熱結（発熱性疾患の極期、発熱・便秘・脱水）。舌質　紅、乾燥、舌苔　黄厚あるいは褐色乾燥、脈　沈実有力。作用はかなり強い。

5）現代応用［133］：①麻痺性腸閉塞。②破傷風、芍薬甘草湯と併用（井藤）。

３．調胃承気湯
<ruby>調胃承気湯<rt>ちょういじょうきとう</rt></ruby>

出典：傷寒論。

構成生薬：大黄・甘草・芒硝。

効用：瀉下。

適応証：中間証・熱寒。便秘。大黄甘草湯よりやや強い。

現代応用［133］：便秘。

B. 温下
<ruby>温下<rt>おんげ</rt></ruby>

１．（温脾湯）

C. 潤下
<ruby>潤下<rt>じゅんげ</rt></ruby>

１．麻子仁丸
<ruby>麻子仁丸<rt>ましにんがん</rt></ruby>

1）出典：傷寒論。

2）構成生薬：麻子仁・大黄・杏仁・枳実・厚朴・白芍。

3）効用：潤腸通便、軽度清熱。

4）適応証：中間症虚証・津液不足。腸燥便秘。

5）現代応用［126］：①発熱・発汗などによる腸燥便秘、②習慣性便秘、弛緩性便秘。

高齢者にも使いやすい。

２．潤腸湯
<ruby>じゅんちょうとう</ruby>

1）出典：万病回春。

2）構成生薬：当帰・地黄・麻子仁・桃仁・杏仁・枳穀・厚朴・黄芩・大黄・甘草。

3）効用：滋陰補血、潤腸通便。

4）適応証：中間証虚証・血虚・津液不足。腸燥便秘、陰血不足。弛緩性・痙攣性便秘。

5）現代応用［51］：老人などの熱性疾患回復期・産後などの陰虚による便秘。

処方用
コウジン
紅参

1）薬用ニンジンの根を蒸して乾燥し、粉末状にしたもの。有効成分はジンセノサイド類。紅参の方が蒸さない白参よりサポニン量が多い。

2）作用：補気生薬の代表とされる。人参は昔、独参湯として単独

大量をショック対策に用いた歴史がある。

3) 効用：大補元気・安神益智・健脾・益肺気・生津止渇・補血補
　陽。基礎研究では、肝細胞 RNA・骨髄細胞や睾丸細胞 DNA 合成
　促進、プロスタグランディンを介する血管拡張作用。ストレ
　スに強くして体力・性機能強化（吉村裕之ら）、学習能力向上
　効果などが認められている。

　臨床的にも種々強壮作用が認められている。脂質異常改善作用
　もある。

4) 適応症：気虚・虚弱。血液不足・循環障害。

5) 現代応用：補中益気湯・十全大補湯などの方剤の補強、あるい
　は代用として他剤とともに用いる。1 日 2－3g を加薬。

本項参考文献：山村雄一・熊谷朗監修、大浦彦吉・奥田拓道・森沢
誠司・山本昌弘　編著　薬用人参’89－その基礎と臨床研究の進歩、
共立出版、東京、1989。

参考：漢方処方の分類まとめ

1）解表剤（A 辛温解表、B 辛涼解表、C 扶正解表）

2）和解剤（A 和解少陽、B 調和肝脾、C 調和脾胃）

3）清熱剤（A 清気分熱、B 清熱解毒、C 清熱祛湿、D 清臓腑熱、E 清虚熱）

4）治風剤（A 疎散外風、B 平熄内風）

5）祛湿剤（A 燥湿和胃、B 利水滲湿、C 温化水湿）

6）治燥剤（A 滋陰潤燥）

7）祛痰剤（A 燥湿化痰、B 清熱化痰、C 治風化痰）

8）温裏剤（A 温中祛寒、B 回陽救逆、C 温経散寒）

9）表裏双解剤（A 解表攻裏、B 解表温裏）

10）祛風勝湿剤（祛風湿剤）

11）補益剤（A 補気、B 補血、C 気血双補、D 補陰、E 気陰双補、F 補陽）

12）安神剤（A 滋養安神）

13）理気剤

14）理血剤（A 活血化瘀、B 止血）

15）瀉下剤（A 寒下、B 温下、C 潤下）

参考文献

①王綿之・陳可冀主監修、謝鳴主編、中医方剤現代研究、上下、学苑出版社、北京、1997.

②沈映君主編、中薬薬理学、人民衛生出版社、北京、2000.

③李飛主編、方剤学上下、人民衛生出版、北京、2002、第2版2015.

④陳可冀主編、中西医結合内科学、北京医大中国協和医大聯合出版、北京、1998.

⑤史載祥ほか主編、活血化瘀方剤臨床使用指南、人民衛生出版、北京、2015.

⑥中薬学上下、人民衛生出版、北京、1998.

⑦伊藤良・山本巌監修、中医処方解説、医歯薬出版、東京、1982.

⑧神戸中医学研究会編著、方剤学、医歯薬出版、東京、1992.（東洋学術出版から新装版、2012）

⑨森雄材著、漢方処方の構成と適用、医歯薬出版、東京、1985.

⑩中山医学院編、神戸中医学研究会訳・編　漢薬の臨床応用、医歯薬出版、1986.

⑪神戸中医学研究会編著、中医臨床のための中薬学、医歯薬出版、東京、1997.

⑫小山誠次著、古典に基づくエキス漢方方剤学、メディカルユーコン、京都、1998.

⑬山村雄一ほか：特集・和漢薬、代謝 10：臨時増刊号、中山書店、東京、1973.

⑭奥田拓道ほか編、漢方薬：その医薬学的研究の最先端、代謝 29：臨時増刊号（388）、中山書店、東京、1992.

⑮北島政樹総監修、漢方の科学化、ライフサイエンス、東京、2017.

⑯水野修一総編集、漢方内科学、メディカルユーコン、京都、2007.

⑰寺澤捷年、症例から学ぶ和漢診療学、第 2 版、医学書院、東京、1998.（第 3 版、2012）

⑱菅沼伸監修、菅沼栄著、いかに弁証論治するか、東洋学術出版社、千葉、1996. 同続篇、2007.

⑲井斎偉矢：処方を味方にする漢方見ひらき整理帳、南山堂、東京、2018.

⑳丸山孝士編著、癌医療への漢方の寄与、篠原出版新社、東京、2003.

終わりに

　難解に見える単語を並べ申し訳ないことでしたが、一見難解でも慣れれば味わい深く、味わい得るまで慣れ親しんでいただきたいと存じます。

　現代医学と伝統医学とのコラボで日常生活をより豊かにするお役に少しでも立てば望外の喜びです。

　読者の皆様の一層のご健康を心より祈ります。

　私をここまで支えてくれた家族*と、そして各職場の皆様方、出版社スタッフに感謝の意を表します。恒久の平和と自主・自由とを願いつつ。

山本　昌弘

*妻和子（旧姓　三尾）は、早稲田大学大学院文学研究科博士課程を経て、宮内庁書陵部職員、都立高校国語教師、諸大学非常勤講師などを務めた。本書題目、構成等に意見をもらった。

〈著者プロフィール〉

山本　昌弘（やまもと・まさひろ）

和歌山市出身

大阪大学医学部卒

大阪大学大学院医学研究科内科学第 3 講座を経て、医学博士（阪大）

千葉大学医学部内科学第 2 講座元助教授

公益財団法人日本生命済生会日本生命病院元院長・名誉院長

大阪市西区医師会元副会長

医療法人医誠会医誠会病院未病治療センター所長・漢方外来

中馬医療財団中馬病院内科・漢方外来を経て、現・医療法人佳真会

なかむらクリニック院長

認定内科医・内分泌代謝科専門医・未病医学認定医

和漢医薬学会名誉会員・元理事、日本内分泌学会功労評議員

和漢医薬学会賞受賞

現代医療に漢方を生かす小史
元気で楽しく生きるため【漫画付き】

2023年9月30日発行　　　　　　著　者　山本昌弘

発行者　向田翔一

発行所　株式会社 22 世紀アート
　　　　〒103-0007
　　　　東京都中央区日本橋浜町 3-23-1-5F
　　　　電話　03-5941-9774
　　　　Email: info@22art.net　ホームページ : www.22art.net

発売元　株式会社日興企画
　　　　〒104-0032
　　　　東京都中央区八丁堀 4-11-10 第 2SS ビル 6F
　　　　電話　03-6262-8127
　　　　Email: support@nikko-kikaku.com
　　　　ホームページ : https://nikko-kikaku.com/

印刷
製本　　株式会社 PUBFUN

ISBN : 978-4-88877-264-8